固体医薬品の溶出

溶出機構のより深い理解を目指して

板井　茂 著

じほう

発刊にあたり

　「溶出」とは溶液中で，製剤が崩壊・分散(解凝集)する過程において医薬品が溶解していく現象であり，これを促進・制御することにより，さまざまな体内動態を示す製剤を得ることができる。すなわち，いかに「溶出」を変化させ目標とする機能性を有する製剤を設計することができるかが製剤研究者・技術者の腕のみせどころとなる。しかし，現在発行されている製剤学，薬剤学に関する教科書において，この医薬品の溶出性に関連した記載は平均20ページ程度と極めて少ない。また，溶出を構成する要素である溶解，拡散については，Noyes-Whitneyの式，Hixson-Crowellの立方根則，Fickの第1，2法則などの理解が必要である。ほとんどの教科書においては，これらの数式の意味について説明はしているものの，その式がどのようにして誘導されたかの記載はない。

　今，考える薬剤師，製剤研究者・技術者が求められている。優れた製剤を設計していくためには，理論に裏付けられた計画・実験・考察が必要となる。このように，医薬品の溶出は製剤設計において極めて重要であるにもかかわらず，教科書の一部として取り上げられているのみであり，従来から独立した成書として体系化された例は少ない。著者の知るかぎり，1977年に米国薬学会が編纂した「医薬品の溶出」[1](永井恒司ほか訳)以降，日本では発行されていない。この約40年の間，製剤技術の進歩は目覚しく，またコンピューターによる演算処理の高速化により，難解な数理解析も可能になった。

　「医薬品の溶出」は著者が企業において製剤研究を始めて間もないころ発行されたもので当時の若手研究者にとってはBible的な書籍であった。今回，この続編として本書を執筆したが，学生や企業研究者の参考書として利用していただくことを期待したい。なお，本書において散見される不備な点については読者の御判読と御批判を切にお願いする次第である。

　平成29年11月吉日

静岡県立大学教授

板井　茂

CONTENTS

序章 1

第1章　溶解度 3

1-1　溶解濃度の定義 4

1-2　溶解度と温度の関係 6

1-3　難溶性電解質の溶解度 9

1-4　弱酸性，弱塩基性物質の溶解度 11

1-5　溶解度と粒子径の関係 14

1-6　溶解度とイオン強度の関係 16

1-7　溶解度と界面活性剤濃度の関係（ミセル形成による可溶化） 18

    1-7-1　弱酸性物質 18

    1-7-2　弱塩基性物質 20

例題 23

第2章　拡散速度 33

2-1　Fickの拡散方程式 34

    2-1-1　Fickの第1法則 34

    2-1-2　Fickの第2法則 35

2-2　極座標変換による拡散方程式の表記 39

    2-2-1　円筒面からの拡散 39

    2-2-2　球面からの拡散 41

例題 44

第3章　溶解速度 47

3-1　固体表面からの溶解 48

    3-1-1　拡散律速による溶解 48

    3-1-2　界面反応を伴う溶解 52

3-2　球形粒子表面からの溶解 58

3-2-1	sink条件下における溶解	58
3-2-2	non-sink条件下における溶解	60

3-3 粒度分布を考慮した溶解（多分散多粒子系における溶解） ⋯⋯⋯⋯⋯ 63

3-3-1	確率密度関数	63
3-3-1-1	Weibull分布関数	64
3-3-1-2	対数正規分布関数	66
3-3-2	粒度分布データの確率密度関数への当てはめ	67
3-3-2-1	Weibull分布関数への当てはめ	67
3-3-2-2	対数正規分布関数への当てはめ	71
3-3-3	多分散多粒子系溶解速度式	73
3-3-4	Weibull分布を示す医薬品原末の溶解パターン	76

例題 ⋯⋯⋯⋯⋯⋯⋯⋯⋯⋯⋯⋯⋯⋯⋯⋯⋯⋯⋯⋯⋯⋯⋯⋯⋯⋯⋯⋯⋯⋯⋯⋯ 82

第4章 製剤からの医薬品の溶出 ⋯⋯⋯⋯⋯⋯⋯⋯⋯⋯⋯⋯ 89

4-1 リザーバー製剤からの医薬品の溶出 ⋯⋯⋯⋯⋯⋯⋯⋯⋯⋯⋯⋯ 91

4-1-1	製剤中の薬物濃度が溶解度より低い場合（溶解状態）	91
4-1-1-1	平板からの薬物の溶出	92
4-1-1-2	球面からの薬物の溶出	93
4-1-1-3	円筒面からの薬物の溶出	94
4-1-2	製剤中の薬物濃度が溶解度より高い場合（分散状態）	95
4-1-2-1	平板からの薬物の溶出	95
4-1-2-2	球面からの薬物の溶出	95
4-1-2-3	円筒面からの薬物の溶出	96
4-1-2-4	ラッグタイム	96

4-2 マトリックス製剤からの医薬品の溶出 ⋯⋯⋯⋯⋯⋯⋯⋯⋯⋯⋯ 97

4-2-1	製剤中の薬物濃度がバルク溶液中における溶解度より低い場合	97
4-2-1-1	平板からの薬物の溶出速度式	98
4-2-1-2	球面からの薬物の溶出速度式	98
4-2-1-3	円筒面からの薬物の溶出速度式	98
4-2-2	製剤中の薬物濃度がバルク溶液中における溶解度より高い場合	99

4-3 分解を伴う製剤からの薬物の溶出 ⋯⋯⋯⋯⋯⋯⋯⋯⋯⋯⋯⋯⋯ 103

4-3-1	製剤中の薬物の分解速度の解析	103
4-3-2	ケーススタディ（クラリスロマイシンの胃内での安定化）	105

例題 ⋯⋯⋯⋯⋯⋯⋯⋯⋯⋯⋯⋯⋯⋯⋯⋯⋯⋯⋯⋯⋯⋯⋯⋯⋯⋯⋯⋯⋯⋯⋯ 108

CONTENTS V

第5章　有効表面積 115

5-1　有効表面積とは 116
5-2　有効表面積の経時変化式 117
5-3　有効表面積経時変化の求め方 119
5-4　有効表面積の速度論的解析 122
　5-4-1　崩壊が膨潤型で進行する場合の有効表面積経時変化式 122
　5-4-2　崩壊が溶解型で進行する場合の有効表面積経時変化式 125
　5-4-3　有効表面積の経時変化を考慮した溶解パターン 127
5-5　溶出試験結果からのK_dおよびK_hの求め方 131

第6章　本書で使用される数学の基礎 133

6-1　微分 134
6-2　積分 137
6-3　指数と対数 139
6-4　微分方程式 143
6-5　Laplace変換 144
6-6　Taylor展開 146
　6-6-1　指数関数(e^x) 147
　6-6-2　正弦関数($\sin x$) 148
　6-6-3　余弦関数($\cos x$) 149
6-7　はさみ打ち法による逆関数の解 151

第7章　Excelによるグラフ作成・数値解析 153

7-1　グラフ作成法 154
7-2　定積分 161
7-3　直線回帰 166
7-4　正規分布関数 170
7-5　非線形最小二乗法 175

参考文献 182
索引 184

序　章

　固体医薬品，特に経口固形製剤の設計においては製剤が消化管内で崩壊・分散し，薬物が溶解する過程，すなわち「溶出過程」が医薬品の吸収性，薬効，副作用に大きく影響する因子となる。そして，この溶出過程を制御し，目標とするパフォーマンスを有する製剤を設計することが我々，製剤設計者の使命である。溶出速度に影響する因子として薬物の溶解度，拡散速度，溶解速度がある。溶解度は薬物に固有な値を取り，粒子径がサブミクロン以下にならない場合や溶液の温度あるいは水溶液のpHが一定の場合は，一定値となる。拡散は水面にインクを垂らすとその場所からインクが時間の経過とともに，徐々に広がって行き，やがて濃度勾配がなくなり均一になる現象である(図序-1)。

　拡散速度は媒体中を分子状態の溶質が移動する速度であり，溶液の粘度，温度，溶質分子の粒子径により変化する。経口固形製剤の場合，通常，媒体は水溶液であり，製剤表面からの薬物の溶解は極めて速く，薬物表面はその飽和濃度(溶解度)層が瞬時に形成されることが考えられる。特に薬物含量の多い製剤や難溶性薬物を含有する製剤においてはこの薬物近傍の飽和濃度層は長く維持される。製剤中の薬物が完全に溶解した場合の濃度がその溶解度より高い場合は溶液が溶解度に達した時点でそれ以上の溶解現象は起きない。すなわち，溶液は薬物表面からの位置に関係なく一定の飽和濃度(溶解度)を示す(図序-2)。

　本書では，第1章において，温度，溶解度積，酸・塩基の解離平衡，粒子径，イオン強度，界面活性剤による可溶化が溶解度に及ぼす影響について解説する。一方，製剤中の薬物が溶媒に溶出していく際，その推進力となるのは濃度勾配を利用した分子状態での薬物の拡散であ

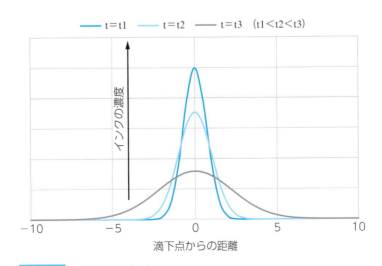

図序-1　インクの広がり

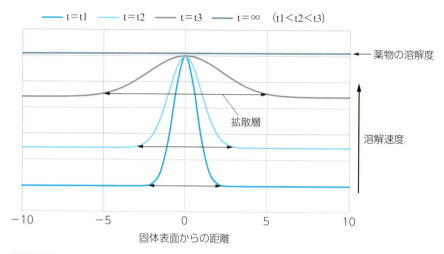

図序-2　固体医薬品の溶解

る。第2章では，この拡散の基本式であるFickの第1，2法則がどのようにして誘導されるかについて解説する。

　ところで，溶液が飽和濃度に到達する時間までは図序-2に示すように固体表面から距離が離れるほど，薬物濃度は低下し，やがて一定になる。この濃度が一定になるまでの固体表面からの層を拡散層というが一般にその厚みは0.01mm以下と極めて薄い。そこで，通常は固体表面よりさらに離れた距離依存性のない部分の濃度(バルク溶液濃度)を測定することになる。この濃度の時間変化が溶解速度である。第3章では，固体表面，球形粒子，粒度分布を有する粉体粒子，結晶転移等の界面反応を伴う表面からの薬物の溶解速度式を誘導し，その応用例を示す。

　製剤からの薬物の溶出の機構は医薬品の溶解度や溶解速度，製剤中の医薬品あるいは溶媒(通常は水)の拡散を因子とする極めて複雑なものである。第4章では，製剤をその構造上よりリザーバー製剤とマトリックス製剤に大分類し，各々について製剤中の薬物が溶解状態か，分散状態か，すなわち製剤中の初期薬物濃度が溶解度より高いか，低いかを中分類し，さらに，その各々について製剤の形状を平板，球，円筒に小分類し，その溶出挙動を解説する。さらに，安定性の低い医薬品を含有する製剤においては，溶液中において分解を伴う溶出が進行する。この溶出挙動についても速度式を誘導し評価する。

　有効表面積は製剤の溶出過程において薬物が溶液と接する部分の表面積であり，薬物の粒子径，粒度分布，製剤の処方，製造方法，製剤の性状(崩壊性・分散性等)により変化する製剤設計に直接，影響する因子である。第5章では，製剤の溶出過程における製剤中の薬物の有効表面積の経時変化式を誘導し，その応用例を示す。

　さらに第6章では，本書で使用される数学の基礎が，第7章ではExcelによる本書に記載されたグラフ作成，数値解析の手法が説明されている。これらの章と各章は該当するページでそれぞれ関連付けられているため，式の誘導の理解，グラフ作成に役立つものと考える。

第 1 章
溶解度

1-1 溶解濃度の定義 [2, 3]

物質が媒体に溶ける場合，溶けるものを溶質，溶かす媒体を溶媒，溶質が溶媒に溶けた状態を溶液という。溶解濃度を算出する場合，溶質では分子量（M_B）とモル数（n_B）が，溶媒では分子量（M_A），モル数（n_A）そして密度（d_A）が，溶液では体積（V）と密度（d）が主要なパラメーターになる（図1-1-1）。

これらを使用することにより，種々の溶解濃度を定義することができる。質量（重量）百分率は溶質の質量を溶液の質量で割り，100を掛けた値で次式のように定義される。

$$質量百分率 = \frac{溶質の質量}{溶質の質量 + 溶媒の質量} \times 100$$
$$= \frac{溶質の質量}{溶液の質量} \times 100 \quad (1-1\cdot1)$$

モル分率は溶質のモル数に対する溶液全体のモル数の比として定義される。モル分率には単位はない。

$$モル分率(x_B) = \frac{n_B}{n_A + n_B} \quad (1-1\cdot2)$$

モル濃度（容量モル濃度）は1Lの溶液中に溶解している溶質のモル数で次式のように定義される。日本薬局方におけるモル濃度の単位は（mol/mL）である。

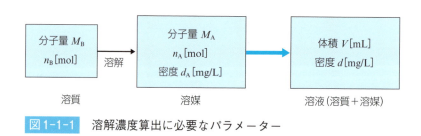

図1-1-1　溶解濃度算出に必要なパラメーター

$$モル濃度(c) = \frac{溶質のモル数}{溶液の体積(\mathrm{mL})} = \frac{1000n_B}{V} \qquad (1-1\cdot3)$$

　モル濃度を使用する利点は溶媒を秤量するよりその体積をメスフラスコを用いて測定するほうが容易である点である。しかし，温度の上昇とともに溶液の体積が増加するという欠点がある。
　質量モル濃度は1kgの溶媒中に溶解している溶質のモル数で次式のように定義され，単位は(mol/kg)である。

$$質量モル濃度(m) = \frac{1000n_B}{n_A M_A} \qquad (1-1\cdot4)$$

　質量モル濃度では質量分率と同様にモル濃度のような温度依存性はない。また，図1-1-1で示したパラメーターを用いることにより，溶液の密度(d)は次式で定義される。

$$溶液の密度(d) = \frac{溶質の質量 + 溶媒の質量}{溶液の体積} \qquad (1-1\cdot5)$$
$$== \frac{n_A M_A + n_B M_B}{V}$$

　1−1·5式よりモル濃度と質量モル濃度の比(c/m)は次式で示される。

$$c/m = \frac{n_A M_B}{V} = d - \frac{n_B M_B}{V} = d - 0.001cM_B \qquad (1-1\cdot6)$$

　cが小さい希薄溶液($d \fallingdotseq d_A$)では

$$c/m \fallingdotseq d \qquad (1-1\cdot7)$$

　すなわち水溶液中($d_A = 1$)においてはモル濃度(c)と質量モル濃度(m)は等しくなる。医薬品の場合，通常，製剤中に含まれる薬物の重量が用量として記載されている。また，通常，溶液の測定は一定温度で実施される。そのため，濃度の単位としてはモル数を基準とせず，溶解量を溶液体積で割ったmg/L，mg/mL，μg/mL等を用いることが多い。

6 第1章 溶解度

1-2

溶解度と温度の関係

　溶質・溶媒同士間および溶質-溶媒間に相互作用がなく混合による熱変化のない理想溶液においては熱学的考察より，下記の溶解度式が誘導されている。

$$-\ln x_{\mathrm{B}} = \frac{\nabla H_{\mathrm{f}}}{R}\left(\frac{1}{T} - \frac{1}{T_{\mathrm{f}}}\right) \qquad (1-2\cdot1)$$

　ここでx_{B}はモル分率で表した絶対温度Tにおける溶質の溶解度，T_{f}は溶質の融点，∇H_{f}は融解熱で，理想溶液では溶解熱$(\nabla H_{\mathrm{sol}})$として捉えることができる。また$R$は気体の状態定数である。今温度$T_1$における溶解度を$x_{\mathrm{B1}}$，$T_2$における溶解度を$x_{\mathrm{B2}}$とすると1-2·1式より

$$-\ln x_{\mathrm{B1}} + \ln x_{\mathrm{B2}} = \ln\left(\frac{x_{\mathrm{B2}}}{x_{\mathrm{B1}}}\right) = \frac{\nabla H_{\mathrm{sol}}}{R}\left(\frac{1}{T_1} - \frac{1}{T_2}\right) \qquad (1-2\cdot2)$$

　1-2·2式の溶解度の単位をモル分率から通常利用される溶解量／溶液体積の単位(mg/L，mg/mL，μg/mL)に変換し，T_1における溶解度をc_1，T_2における溶解度をc_2とすると

$$\frac{x_{\mathrm{B2}}}{x_{\mathrm{B1}}} = \frac{c_2}{c_1} \qquad (1-2\cdot3)$$

よって

$$\ln\left(\frac{c_2}{c_1}\right) = \frac{\nabla H_{\mathrm{sol}}}{R}\left(\frac{1}{T_1} - \frac{1}{T_2}\right) \qquad (1-2\cdot4)$$

　1-2·4式はVan't Hoffの式と呼ばれ，溶解熱が一定であると仮定すると，ある温度(T_1)に

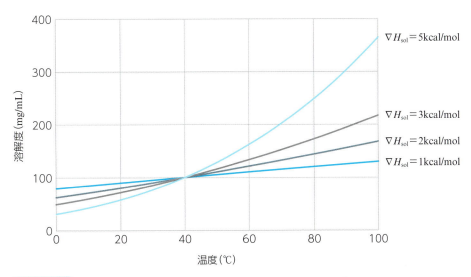

図1-2-1　溶解度の温度依存性（40℃の溶解度＝100mg/mL）

おける溶解度（c_1）を測定しておけば，任意の温度（T_2）における溶解度（c_2）を推定することができる。図1-2-1に本式を適用した溶解度と温度の関係を示す。本式は非電解質や弱電解質への適用が可能であるが強電解質の場合は右辺を電解質の解離で生じるイオン数で割る必要がある。

ところで溶液中では実際には溶質・溶媒同士間および溶質－溶媒間に相互作用がある。この相互作用を考慮した非理想溶液では，これらの作用を補正する意味から活量（a）が下式で定義されている。

$$a = \gamma x_B \quad (1-2\cdot5)$$

ここでγは活量係数と呼ばれ，1-2・1式より求めた理想溶液のモル分率からの乖離の度合いを示し，理想溶液の場合はγ＝1となり活量とモル分率は一致する。1-2・5式の両辺の対数を取ると

$$\ln a = \ln \gamma + \ln x_B \quad (1-2\cdot6) \quad (\rightarrow P143)$$

1−2·6式の$\ln\gamma$については以下に示す基本式が誘導されている。

$$\ln\gamma = \frac{V_B\phi_A^{\ 2}}{RT}(\delta_A - \delta_B)^2 \qquad (1-2\cdot7)$$

なお，δ_Aおよびδ_Bは溶媒，溶質の溶解度パラメーターと呼ばれ，1cm^{3}の液体が蒸発するために必要な蒸発熱の平方根$(\mathrm{cal/cm}^3)^{1/2}$から次式で計算される。

$$\delta_A = \sqrt{\frac{\nabla H_v^{\ A} - RT}{V_A}} \qquad (1-2\cdot8) \qquad\qquad \delta_B = \sqrt{\frac{\nabla H_v^{\ B} - RT}{V_B}} \qquad (1-2\cdot9)$$

ここでV_A，V_Bはモル容積，∇H_v^A，∇H_v^Bは溶媒，溶質のモル蒸発熱，ϕ_Aは溶媒の体積分率で希薄溶液の場合，$\phi_A = 1$となる。1−2·1，1−2·7式を1−2·6式に代入すると

$$-\ln x_B = \frac{\nabla H_f}{R}\left(\frac{1}{T} - \frac{1}{T_f}\right) + \frac{V_B\phi_A^{\ 2}}{RT}(\delta_A - \delta_B)^2 \qquad (1-2\cdot10)$$

1−2·10式は非理想溶液の溶解度式であるが溶媒と溶質の凝集力がイオン結合，水素結合，双極子相互作用を受けず，ファンデルワールス力のみの場合（正則溶液）に成立する。このように非理想溶液における溶質と溶媒の相互作用は極めて複雑である。以後の説明はことわりのない限り，理想溶液を前提として進めていく。なお，溶媒と溶液の溶解度パラメーターの値の差が少ないほど，溶解度は高くなる。また両者の値が等しいときは溶解度は1−2·1式に等しくなり，融解熱，融点，溶液の温度だけに依存する。

1-3

難溶性電解質の溶解度

1−3・1式は臭化銀の解離平衡を示したものである。

$$AgBr \rightleftharpoons Ag^+ + Br^- \qquad (1-3\cdot1)$$

今，解離定数をKとすると

$$K = \frac{[Ag^+][Br^-]}{[AgBr]} \qquad (1-3\cdot2)$$

臭化銀は極めて難溶性であるため，飽和溶液中におけるAg^+やBr^-のイオン濃度は極めて低い。また溶解していない固体の臭化銀量はほとんど変化しない。そこで$[Ag^+]$と$[Br^-]$の積は一定と考えられる。

$$[Ag^+] \times [Br^-] = 一定 \qquad (1-3\cdot3)$$

このイオン積を溶解度積（K_{sp}）と呼び，臭化銀の25℃におけるK_{sp}は$7.7 \times 10^{-13} mol^2 L^{-2}$である[4]。ところで，1分子のAgBrが溶解するとAg^+とBr^-がそれぞれ，1つずつ生成される。よって理想溶液における臭化銀の溶解度は

$$溶解度 (Cs) = [Ag^+] = [Br^-] = \sqrt{K_{sp}} = \sqrt{7.7 \times 10^{-13}} \qquad (1-3\cdot4)$$
$$= 8.8 \times 10^{-7} mol/L$$

となる。

10 第1章 溶解度

また，水酸化アルミニウムのような多価イオンにおいては

$$Al(OH)_3 \rightleftarrows Al^{3+} + 3OH^- \qquad (1-3\cdot5)$$

$$K_{sp} = \left[Al^{3+}\right] \times \left[OH^-\right]^3 \qquad (1-3\cdot6)$$

　ここで，1分子のAl(OH)₃が溶解するとAl⁺が1つ，OH⁻が3つ生成される。
　今，25℃における水酸化アルミニウムのK_{sp}は7.7×10^{-13}であるため[4]，

$$\text{溶解度}(Cs) = (7.7\times10^{-13})^{1/4} = 9.4\times10^{-4}\,\text{mol/L} \qquad (1-3\cdot7)$$

となる。
　さらに，溶液中にAl³⁺やOH⁻の共通イオンが存在するとK_{sp}は一定であるため，1-3·5式の平衡は左に移行しAl(OH)₃が析出し，溶解度は減少する。たとえば水酸化アルミニウムの0.01M水酸化ナトリウム溶液中における溶解度をxとすると1-3·5式より，$[Al^{3+}]=x$，$[OH^-]=3x$となるため

$$K_{SP} = x(3x+0.01)^3 = 7.7\times10^{-13} \qquad (1-3\cdot8)$$

　1-3·8式を展開すると

$$27x^4 + 0.27x^3 + 9\times10^{-4}x^2 + 10^{-6}x = 7.7\times10^{-13} \qquad (1-3\cdot9)$$

　ここでx(溶解度)の値は極めて小さいため1-3·9式のx^4，x^3，x^2の項はほとんど無視できる。よって

$$\text{溶解度}(Cs) = x = \frac{7.7\times10^{-13}}{10^{-6}} = 7.7\times10^{-7}\,\text{mol/L} \qquad (1-3\cdot10)$$

となり，水への溶解度(9.4×10^{-4} mol/L)に比較し溶解度は低下する。

1-4

弱酸性，弱塩基性物質の溶解度

1−4・1式は一価の酸（HA）の解離平衡を示したものである。

$$\text{HA} \rightleftharpoons \text{H}^+ + \text{A}^- \qquad (1-4\cdot1)$$

今，解離定数をKaとすると

$$Ka = \frac{[\text{H}^+][\text{A}^-]}{[\text{HA}]} \qquad (1-4\cdot2)$$

1−4・2式の両辺の対数をとると

$$\log Ka = -pKa = \log[H] + \log\frac{[\text{A}^-]}{[\text{HA}]} = -\text{pH} + \log\frac{[\text{A}^-]}{[\text{HA}]} \qquad (1-4\cdot3)$$

弱酸性物質の溶解度は分子型（[HA]）とイオン型（[A⁻]）の溶解度の和であるので

$$\text{溶解度}\,(Cs) = [\text{HA}] + [\text{A}^-] = [\text{HA}]\left(1 + \frac{[\text{A}^-]}{[\text{HA}]}\right) \qquad (1-4\cdot4)$$
$$= [\text{HA}](1 + 10^{\text{pH}-pKa})$$

すなわち低pH条件下でpH依存性のない分子型の溶解度（HA）を求めておけば任意のpHにおける溶解度を1−4・4式より算出できる。

次に一価の塩基(B)の解離平衡は1−4·5式で示される。

$$B \quad + \quad H_2O \quad \rightleftharpoons \quad BH^+ \quad + \quad OH^- \qquad (1-4\cdot5)$$

今，Bおよび共役酸($[BH^+]$)の解離定数をKb，Ka，水のイオン積をKwとすると

$$Ka = \frac{Kw}{Kb} = \frac{[H^+][OH^-]}{([BH^+][OH^-]/[B])} = \frac{[B][H^+]}{[BH^+]} \qquad (1-4\cdot6)$$

1−4·6式の両辺の対数をとると

$$-PKa = -pH + \log\frac{[B]}{[BH^+]} \qquad (1-4\cdot7)$$

弱塩基性物質の溶解度も分子型($[B]$)と共役酸($[BH^+]$)の溶解度の和であるので

$$溶解度\,(Cs) = [B] + [BH^+] = [B]\left(1 + \frac{[BH^+]}{[B]}\right) \qquad (1-4\cdot8)$$
$$= [B](1 + 10^{pKa-pH})$$

　すなわち高pH条件下でpH依存性のない分子型の溶解度[B]を求めておけば任意のpHにおける溶解度を1−4·8式より算出できる。ところで1−4·5および1−4·8式においてpH＝pKaの時，溶解度(Cs)は分子型の溶解度($[HA]$，$[B]$)の2倍になる。言い換えれば，溶解度が分子型の倍になった時のpHが各々のpKaとなる。弱酸性物質と弱塩基性物質のpHと溶解度の関係を図1-4-1に示す。

1-4 弱酸性，弱塩基性物質の溶解度

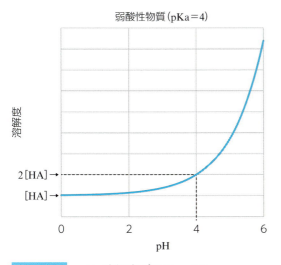
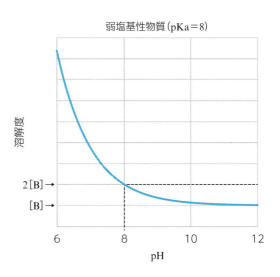

図1-4-1 pH-溶解度プロファイル

1-5 溶解度と粒子径の関係

一般に溶解度は温度が一定であれば，物質に固有な値と考えられるが，1μm以下まで微細化するとOstwald-Freundlichの式（1−5・1式）に示すように粒子径の減少とともに溶解度は増加する。

$$\ln \frac{Cs_r}{Cs_0} = \frac{2\gamma M}{RT\rho r} \qquad (1-5\cdot 1)$$

ここでCs_rは微細粒子の溶解度，Cs_0は1μm以上の粒子の溶解度，γは表面エネルギー，Mは物質の分子量，Rは気体の状態定数，ρは物質の密度，rは微細粒子の半径である。1−5・1式は粒子が球形であり，溶質は理想気体の法則に従うこと，γ，ρは粒子径の変化によって変わらないことを前提としている。実際は，大小2つの粒子が非平衡状態にある場合，小粒子の表面エネルギーは大粒子より大きいため，小粒子のまわりの液の濃度は大粒子のまわりより大きくなり，溶液は大粒子側に移動し，その結果，小粒子は消滅し，大粒子は大きくなる（Ostwald Ripening）。ナノサイズ粒子の懸濁安定性を保持するためには，粒子径を揃えることが重要となる。Ostwald-Freundlichの式より求めたNifedipineの溶解度と粒子径の関係を図1-5-1に示す。

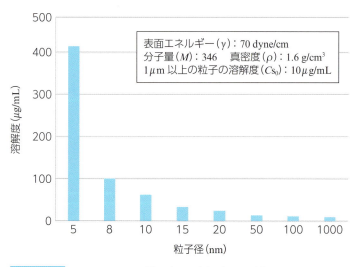

図1-5-1　Nifedipineの粒子径と溶解度の関係

10μg/mLであったNifedipineの溶解度は5nmまで微細化すると理論上，400倍以上になるという結果が得られた。

1-6

溶解度とイオン強度の関係

　希薄溶液中で電解質が完全にイオンに解離し，個々のイオンが反対電荷のイオンに取り囲まれた雰囲気を形成すると仮定し，1−6・1式に示すDeby-Huckelの極限法則が導かれた。

$$\log \gamma_{\pm} = -\frac{1.824 \times 10^6}{(\varepsilon T)^{3/2}} |Z_+ Z_-| \sqrt{I} \qquad (1-6\cdot1)$$

　ここで$\gamma_{\pm}$は$\gamma_{\pm} = (\gamma_+^{V^+} \gamma_-^{V^-})^{1/(\gamma_+ + \gamma_-)}$で定義されるイオンの平均活係数，$V^+$，$V^-$は1分子中のカチオンおよびアニオンの数，$Z_+$，$Z_-$はカチオンおよびアニオンの電荷数，$\varepsilon$は溶媒の誘電率，$T$は絶対温度，$I$は1−6・2式で示されるイオン強度である。

$$I = \frac{1}{2} \sum m_i Z_i^2 \qquad (1-6\cdot2)$$

m_i, Z_i：電解質中のi番目のイオンの質量モル濃度と電荷数

　また，25℃の水中($\varepsilon = 78.54$，$T = 298K$)では

$$\log \gamma_{\pm} = -0.509 |Z_+ Z_-| \sqrt{I} \qquad (1-6\cdot3) \qquad となる。$$

　これを1−3・1式で示した臭化銀の平衡反応に適用すると熱力学的溶解度積(K_{sp}^0)は

$$K_{sp}^0 = a_{Ag^+} a_{Br^-} = \gamma_{Ag^+} \gamma_{Br^-} [Ag^+][Br^-] = \gamma_{\pm} K_{sp} \qquad (1-6\cdot4)$$

　ここでK_{sp}は実測として得られる見かけの溶解度積である。今，臭化銀の熱力学的溶解度および見かけの溶解度をC_s^0およびC_sとすると

$$(K_{sp}^0)^{1/2} = Cs^0, \qquad (K_{sp})^{1/2} = Cs \qquad (1\text{--}6\cdot5)$$

となり，$1\text{--}6\cdot4$ および $1\text{--}6\cdot5$ 式より

$$\log\left(\frac{Cs}{Cs^0}\right) = \log\left(\frac{K_{sp}}{K_{sp}^0}\right) = -\log\gamma_{\pm} \qquad (1\text{--}6\cdot6) \qquad となる。$$

さらに $1\text{--}6\cdot3$ および $1\text{--}6\cdot6$ 式より

$$\log\left(\frac{Cs}{Cs^0}\right) = 0.509|Z_+ Z_-|\sqrt{I} \qquad (1\text{--}6\cdot7)$$

　すなわち，イオン強度の増加に伴い溶解度は上昇する（塩溶効果）。また，熱力学的溶解度（Cs^0）の値は $\log Cs$ を $\sqrt{I}$ に対してプロットした y–切片値（y0）の指数（e^{y0}）として求められる。イオン強度がさらに増大すると，逆にイオン強度の増加とともに溶解度は減少してくる（塩析効果）。この効果を考慮すると溶解度とイオン強度の関係は $1\text{--}6\cdot8$ 式で示される。

$$\log\left(\frac{Cs}{Cs^0}\right) = 0.509|Z_+ Z_-|\sqrt{I} - K\cdot I \qquad (1\text{--}6\cdot8)$$

　ここで K は溶質と電解質の特性に依存する正の定数である。

1-7 溶解度と界面活性剤濃度の関係
（ミセル形成による可溶化）[4]

　界面活性剤は水溶液中でミセルを形成し，弱酸性および弱塩基性物質を可溶化する。界面活性剤がこの両者の溶解度に与える影響について説明する。

1-7-1　弱酸性物質

　ミセル形成時における弱酸性物質の分子の存在状態を図1-7-1の(a)に示す。弱酸性薬物の全濃度（溶解度）をC_Tとすると

$$C_T = (HA) + (A^-) + [HA] + [A^-] \qquad (1-7\cdot1)$$

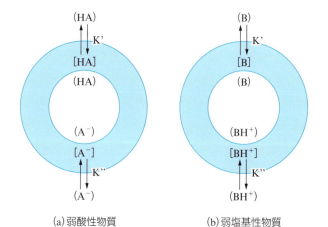

(a) 弱酸性物質　　(b) 弱塩基性物質

[HA]：ミセル内の分子型弱酸性物質濃度
[A^-]：ミセル内のイオン型弱酸性物質濃度
(HA)：ミセル外の分子型弱酸性物質濃度
(A^-)：ミセル外のイオン型弱酸性物質濃度

[B]　：ミセル内の分子型弱塩基性物質濃度
[BH^+]：ミセル内のイオン型弱塩基性物質濃度
(B)　：ミセル外の分子型弱塩基性物質濃度
(BH^+)：ミセル外のイオン型弱塩基性物質濃度

図1-7-1　ミセル形成時における弱電解質分子の存在状態

ミセル相の容積分率を$[M]$とすると，溶媒(ミセル外)の容積分率は$1-[M]$となるため，分子種およびイオン種の分配係数K'，K''は，次式で求められる。

$$K' = \frac{([HA]/[M])}{((HA)/(1-[M]))} = \frac{[HA](1-[M])}{(HA)[M]} \qquad (1-7\cdot2)$$

$$K'' = \frac{([A^-]/[M])}{((A^-)/(1-[M]))} = \frac{[A^-](1-[M])}{(A^-)[M]} \qquad (1-7\cdot3)$$

さらに，$[M]$は1に比べ極めて小さいため，下式が近似的に求められる。

$$[HA] = K'(HA)[M] \qquad (1-7\cdot4)$$

$$[A^-] = K''(A^-)[M] \qquad (1-7\cdot5)$$

ここで界面活性剤が存在しない場合の溶液の溶解度をCとすると

$$C = (HA) + (A^-) \qquad (1-7\cdot6)$$

1−4・2式を変換すると

$$(A^-) = \frac{Ka(HA)}{(H^+)} \qquad (1-7\cdot7)$$

1−7・7式を1−7・6式に代入すると

$$C = (HA)\frac{Ka + (H^+)}{(H^+)} \qquad (1-7\cdot8)$$

一方，1-7·4，1-7·5，1-7·6式を1-7·1式に代入すると

$$C_{\mathrm{T}} = C + [\mathrm{M}]\{K'(\mathrm{HA}) + K''(\mathrm{A}^-)\} \qquad (1-7\cdot9)$$

1-7·8式を1-7·9式に代入し，界面活性剤による可溶化能をC_{T}/Cで表すと

$$C_{\mathrm{T}}/C = 1 + [\mathrm{M}]\frac{\{K'(\mathrm{HA}) + K''(\mathrm{A}^-)\}}{(\mathrm{HA}) + (\mathrm{A}^-)} = 1 + [\mathrm{M}]\frac{\{[\mathrm{H}^+]K' + KaK''\}}{Ka + [\mathrm{H}^+]} \qquad (1-7\cdot10)$$

1-7·10式より解離定数(Ka)，分子種およびイオン種の分配係数(K', K'')，界面活性剤を含まない溶液中での溶解度(C)をあらかじめ測定しておくと任意のpH$(=-\log[\mathrm{H}^+])$，界面活性剤濃度$[\mathrm{M}]$$(w/v)$における溶解度$(C_{\mathrm{T}})$を予測できる。

1-7-2　弱塩基性物質

　ミセル形成時における弱塩基性物質の分子の存在状態を図1-7-1の(b)に示す。弱塩基性薬物の全濃度(溶解度)をC_{T}とすると

$$C_{\mathrm{T}} = (\mathrm{B}) + (\mathrm{BH}^+) + [\mathrm{B}] + [\mathrm{BH}^+] \qquad (1-7\cdot11)$$

$$K' = \frac{([\mathrm{B}]/[\mathrm{M}])}{((\mathrm{B})/(1-[\mathrm{M}]))} = \frac{[\mathrm{B}](1-[\mathrm{M}])}{(\mathrm{B})[\mathrm{M}]} \qquad (1-7\cdot12)$$

$$K'' = \frac{([\mathrm{BH}^+]/[\mathrm{M}])}{((\mathrm{BH}^+)/(1-[\mathrm{M}]))} = \frac{[\mathrm{BH}^+](1-[\mathrm{M}])}{(\mathrm{BH}^+)[\mathrm{M}]} \qquad (1-7\cdot13)$$

また，$[M]$は1に比べ極めて小さいため，下式が近似的に求められる。

$$[B] = K'(B)[M] \qquad (1-7\cdot14)$$

$$[BH^+] = K''(BH^+)[M] \qquad (1-7\cdot15)$$

ここで界面活性剤が存在しない場合の溶液の溶解度をCとすると

$$C = (B) + (BH^+) \qquad (1-7\cdot16)$$

1−4·6式を変換すると

$$(BH^+) = \frac{(B)(H^+)}{Ka} \qquad (1-7\cdot17)$$

1−7·17式を1−7·16式に代入すると

$$C = (B)\frac{Ka + (H^+)}{Ka} \qquad (1-7\cdot18)$$

1−7·14，1−7·15，1−7·16式を1−7·11式に代入すると

$$C_\mathrm{T} = C + [M]\{K'(B) + K''(BH^+)\} \qquad (1-7\cdot19)$$

1−7·17式を1−7·19式に代入し，界面活性剤による可溶化能をC_T/Cで表すと

$$C_\mathrm{T}/C = 1 + [M]\frac{\{K'(B) + K''(BH^+)\}}{(B) + (BH^+)} = 1 + [M]\frac{\{(H^+)K'' + KaK'\}}{Ka + (H^+)} \qquad (1-7\cdot20)$$

1−7·20式より，弱酸性薬物と同様に，解離定数(Ka)，分子種およびイオン種の分配係数(K'，K'')，界面活性剤を含まない溶液中での溶解度(C)をあらかじめ測定しておくと任意のpH($=-\log[H^+]$)，界面活性剤濃度(w/v)における溶解度(C_T)を予測できる。

例 題

■ 例題1-1

100gの水に26.0gの食塩が溶解している。この溶液の(1)質量百分率，(2)モル分率，(3)モル濃度，(4)質量モル濃度，(5)密度を求めよ。ただし，食塩，水の分子量は各々，58.5，18.0とする。

(解)

(1) 1−1·1式より

$$\text{質量百分率} = \frac{26.0}{26.0+100} \times 100 = 20.6\%$$

(2) 1−1·2式より

$$\text{モル分率} = \frac{\dfrac{26.0}{58.5}}{\dfrac{26.0}{58.5}+\dfrac{100}{18.0}} = 7.41 \times 10^{-2}$$

(3) 水の比重は1であり，溶液と溶媒の体積は等しいと考えられるので，1−1·3式より

$$\text{モル濃度} = \frac{1000 \times \dfrac{26.0}{58.5}}{100} = 4.44 \text{mol/mL}$$

(4) 1−1·4式より

$$\text{質量モル濃度} = \frac{1000 \times \dfrac{26.0}{58.5}}{\dfrac{100}{18.0} \times 18.0} = 4.44 \text{mol/kg}$$

24 第1章 溶解度

(5) 1−1·5式より

$$溶液の比重 = \frac{\dfrac{100}{18} \times 18 + \dfrac{26.0}{58.5} \times 58.5}{100} = 1.26$$

■ **例題1-2**

質量百分率にして5.00%の尿素水溶液を調製するには，20.0gの尿素に何グラムの水を加えなければならないか。

(解)

水の量をXgとすると1−1·1式より

$$質量百分率 = \frac{20.0}{20.0 + X} \times 100 = 5.00\%$$

$X = 380$g

■ **例題1-3**

質量モル濃度が2.12mol/kgの硫酸水溶液の(容量)モル濃度はいくらか。この溶液の密度は1.30g/cm³，硫酸の分子量は98.1とする。

(解)

溶液の重量 = 硫酸の重量 + 水の重量 = $2.12 \times 98.1 + 1000 = 1.21 \times 10^3$g

モル濃度 = モル数/溶液の体積

$$= 2.12/(1.21 \times 10^3/1.30) = 2.28 \times 10^{-3} \, mol/cm^3 = 2.28 mol/L$$

■ 例題 1-4

1.50mol/Lのエタノール水溶液の質量モル濃度を計算せよ。この溶液の密度は $0.980 \mathrm{gcm}^{-3}$、エタノールの分子量は 46.1 とする。

（解1）

$$\text{1L中の水の量} = \text{溶液の重量} - \text{エタノールの重量} = 1000 \times 0.980 - 1.50 \times 46.1 = 911$$

$$\text{質量モル濃度} = 1.50 / 911 = 1.65 \times 10^{-3} \mathrm{mol/g} = 1.65 \mathrm{mol/kg}$$

（解2）

1-1·6式より

$$\text{モル濃度}(c) / \text{質量モル濃度}(m) = 0.980 - 0.001 \times 1.50 \times 46.1 = 0.911$$

$$1.50/m = 0.911 \qquad\qquad m = 1.65 \mathrm{mol/kg}$$

第1章 溶解度

■ 例題1-5

ある医薬品の水溶液中における溶解度は37℃で1.00mg/mL，60℃で2.50mg/mLであった。本品の溶解度と温度の関係がVan't Hoffの式に従う時，

(1) 80℃における溶解度を求めよ。

(2) 80℃の飽和溶液を再結晶する時，収率が80％以上になるためには何℃以下に冷却する必要があるか。

（解）

(1) 1−2·4式に$c_1 = 1$，$c_2 = 2.5$，$T_1 = 310 (273 + 37)$，$T_2 = 333 (273 + 60)$を代入すると

$$\ln\left(\frac{2.50}{1.00}\right) = \frac{\nabla H_{\text{sol}}}{R}\left(\frac{1}{310} - \frac{1}{333}\right) \qquad \frac{\nabla H_{\text{sol}}}{R} = 4.11 \times 10^3$$

80℃の溶解度をc_{80}とすると

$$\ln\left(\frac{c_{80}}{1.00}\right) = \frac{\nabla H_{\text{sol}}}{R}\left(\frac{1}{310} - \frac{1}{353}\right) = 4.11 \times 10^3 \times \left(\frac{1}{310} - \frac{1}{353}\right) = 1.62$$

$$c_{80} = \exp(1.62) = 5.05 \text{mg/mL}$$

(2) 収率が80％になる時の温度をx℃とすると，x℃では20％が溶解した飽和溶液になっている。よって，

$$\ln\left(\frac{100}{20}\right) = 4.11 \times 10^3 \times \left(\frac{1}{273 + x} - \frac{1}{353}\right)$$

$x = 37.13$℃となり，答えは37℃（あるいは37.1℃）以下

例題1-6

次に示すカフェインの物性値を用いて以下の問いに答えよ。

融解熱(∇H_{f})：5.04kcal/mol，蒸発熱(∇H_{v})：16.0kcal/mol，密度(d)：1.23g/cm^3

分子量(M)：194，融点(T_{f})：238℃，気体の状態定数(R)：1.987cal/(K・mol)

(1) 理想溶液における25℃の溶解度をモル分率(x_{B})で求めよ。

(2) カフェインの25℃の溶解度パラメーター(δ_{B})を求めよ。

(3) 正則溶液における25℃の水溶液中での溶解度をモル濃度(c)で求めよ。ただし，水の正則溶液における（水素結合や極性の寄与がない）溶解度パラメーター(δ_{A})を7.60$(\mathrm{cal/cm}^3)^{1/2}$とする。

(解)

(1) 1-2・1式より

$$-\ln x_{\mathrm{B}} = \frac{\nabla H_{\mathrm{f}}}{R}\left(\frac{1}{T} - \frac{1}{T_{\mathrm{f}}}\right) = \frac{5040}{1.987}\left(\frac{1}{273+25} - \frac{1}{273+238}\right) = 3.55$$

$$x_{\mathrm{B}} = \exp(-3.55) = 2.87 \times 10^{-2}$$

理想溶液においては，溶液，溶媒間の相互作用がないため，溶解度は溶媒に依存しない。

(2) モル容積(V_{B})＝分子量(M)/密度(d)を1-2・9式に代入すると

$$\delta_{\mathrm{B}} = \sqrt{\frac{\nabla H_{\mathrm{v}}^{\mathrm{B}} - RT}{V_{\mathrm{B}}}} = \sqrt{\frac{16000 - 1.987 \cdot (273+25)}{194/1.23}} = 9.88\left(\mathrm{cal/cm}^3\right)^{1/2}$$

(3) 希薄溶液であるので，溶媒の体積分率(ϕ_{A})＝1とすると1-2・10式より

$$-\ln x_{\mathrm{B}} = \frac{\nabla H_{\mathrm{f}}}{R}\left(\frac{1}{T} - \frac{1}{T_{\mathrm{f}}}\right) + \frac{V_{\mathrm{B}}\phi_{\mathrm{A}}^{2}}{RT}(\delta_{\mathrm{A}} - \delta_{\mathrm{B}})^{2} = 3.55 + \frac{(194/1.23)\cdot 1^2}{1.987 \cdot (273+25)}(7.60 - 9.88)^2 = 4.93$$

$$x_{B} = \exp(-4.93) = 7.23 \times 10^{-3}$$

1−1·2式より

$$\frac{1}{x_B} = \frac{n_A + n_B}{n_B} = 1 + \frac{n_A}{n_B} \qquad \rightarrow \qquad \frac{n_B}{n_A} = \frac{x_B}{1-x_B}$$

希薄溶液であるためモル濃度(c)と質量モル濃度(m)は，ほぼ，等しい。上式を1−1·4式に代入すると

$$c \fallingdotseq m = \frac{1000 n_B}{n_A M_A} = \frac{1000}{M_A}\left(\frac{x_B}{1-x_B}\right) = \frac{1000}{18}\left(\frac{7.23 \times 10^{-3}}{1 - 7.23 \times 10^{-3}}\right) = 0.405 \text{g/cm}^3 = 405 \text{mg/mL}$$

■ 例題 1-7

硝酸銀水溶液中におけるクロム酸銀の溶解度を測定した結果，1.25×10^{-9}mol/L であった。硝酸銀水溶液のモル濃度を求めよ。ただし，クロム酸銀の溶解度積は 2.0×10^{-12} とする。

（解）

クロム酸銀の解離は次式で示される。

$$Ag_2CrO_4 \quad \rightleftharpoons \quad 2Ag^+ \quad + \quad CrO_4{}^{2-}$$

今，硝酸銀水溶液のモル濃度を x とすると

$$\left[Ag^+\right] = 2 \times 1.25 \times 10^{-9} + x \qquad \left[CrO_4{}^{2-}\right] = 1.25 \times 10^{-9}$$

3−1·8式に準拠すると

$$K_{sp} = \left[Ag^+\right]^2\left[CrO_4{}^{2-}\right] = (2 \times 1.25 \times 10^{-9} + x)^2 \times 1.25 \times 10^{-9} = 2.0 \times 10^{-12}$$

$$x^2 + 5.0 \times 10^{-9} x - 1.60 \times 10^{-3} = 0$$

$$x = \frac{-5 \times 10^{-9} + \sqrt{(5 \times 10^{-9})^2 + 4 \times 1.6 \times 10^{-3}}}{2} = 0.040 \text{mol/L}$$

■ 例題 1-8

ある弱塩基性薬物のpKaは8.5で0.01N水酸化ナトリウム水溶液中における25℃での溶解度は0.500μg/mLであった。この薬物のpH4における溶解度を推定せよ。

(解)

0.01N水酸化ナトリウム水溶液中において，この弱塩基性薬物はほとんど解離せず，分子型（B）で存在している。よって，[B] = 0.500μg/mL。pH4における溶解度をCs_4とすると1−4·8式より，

$$Cs_4 = 0.500 \times (1 + 10^{8.5-4}) = 1.58 \times 10^4\,\mu g/mL = 15.8 mg/mL$$

■ 例題 1-9

ある弱酸性薬物の25℃における溶解度はpH3以下では一定で2.50μg/mLであった。pH3を超えるとpHの上昇とともに溶解度は上昇し，pH8の溶解度は15.8mg/mLであった。この薬物のpKaを推定せよ。

(解)

1−4·4式に[HA] = 2.50μg/mL，pH = 8，Cs = 15.8×10³μg/mLを代入すると

$$15.8 \times 10^3 = 2.50 \times (1 + 10^{8-pKa}) \qquad pKa = 4.20$$

30　第1章　溶解度

■ 例題1-10

粒子径1μmの粒子の25℃における溶解度は30.0μg/mLであった。この粒子を0.1ミクロンまで粉砕したときの25℃における溶解度は32.0μg/mLであった。この粒子を1nmまで微細化した場合の25℃における溶解度を求めよ。ただし，固体粒子の表面張力，粒子1モルの容積は粒子径によらず一定であるとする。

（解）

溶解度は1ミクロン以上では粒子径によらず一定であるので

1-5・1式の $Cs_0 = 30.0\,\mu g/mL$。

1-5・1式において，$\dfrac{2\gamma M}{RT\rho} = k$ とすると

$$\ln\frac{Cs_r}{Cs_0} = \ln\frac{32.0}{30.0} = \frac{k}{0.1\mu m} = \frac{k}{0.1\times10^{-4}\,cm} \qquad k = 10^{-5}\times\ln\frac{32.0}{30.0} = 6.45\times10^{-7}\,cm$$

1nmにおける溶解度を $x\,\mu g/mL$ とすると

$$\ln\frac{x}{30} = \frac{6.45\times10^{-7}}{1nm} = \frac{6.45\times10^{-7}}{1\times10^{-7}\,cm} = 6.45 \qquad x = 30\exp(6.45) = 1.90\times10^4\,\mu g/mL = 19.0mg/mL$$

■ 例題1-11

塩化銀（AgCl）の25℃における純水への溶解度は，1.33×10^{-5} mol/L である。Deby-Huckelの極限法則が成り立つと仮定した時，0.02モル硫酸銅水溶液における塩化銀の溶解度（Cs）を求めよ。

（解）

硫酸銅は2価であるため，$Z_+ = Z_- = 2$。今，0.02モル硫酸銅の質量モル濃度は（容量）モル濃度に等しいと考えられるので，そのイオン強度（I）は1-6・2式より

$$I = \frac{1}{2}(0.02\times2^2 + 0.02\times2^2) = 0.08$$

これらの値を1−6·7式に代入すると

$$\log\left(\frac{Cs}{Cs^0}\right)=\log\left(\frac{Cs}{1.33\times10^{-5}}\right)=0.509\times(2\times2)\times\sqrt{0.08}=0.576$$

$$Cs=1.33\times10^{-5}\times10^{0.576}=5.01\times10^{-5}\,\text{mol/L}$$

■ 例題1-12

25℃における塩基性薬物プロカインの水への溶解度は5g/LでそのpKaは6.85である。また，分子型塩基の分配係数K'は30で陽イオン型の酸の分配係数K"は7.0である。5%のポリソルベート80を含むpH8.0緩衝液中のプロカインの溶解度を求めよ。また，ミセル相中への薬物内封率を求めよ。

(出典：マーチン物理薬剤学，廣川書店(1999)，一部改変)

(解)

$$\left(H^+\right)=10^{-8.0}=1.00\times10^{-8}\qquad Ka=10^{-6.85}=1.41\times10^{-7}$$

この値と[M]=0.05，K'=30，K"=7を1−7·20式に代入すると

$$C_T/C=1+[M]\frac{\{(H^+)K''+KaK'\}}{Ka+(H^+)}$$

$$=1+0.05\times\frac{1.00\times10^{-8}\times7+1.41\times10^{-7}\times30}{1.41\times10^{-7}+1.00\times10^{-8}}=2.42$$

今，プロカインのpKaは8.85であるため，純粋中では，ほとんどが分子型で存在しているため，(HB)=5g/L。よって，ミセル外相のプロカインの溶解度(C)は1−7·18式より

$$C=(B)\frac{Ka+(H^+)}{Ka}=5\times\frac{1.41\times10^{-7}+1\times10^{-8}}{1.41\times10^{-7}}=5.35\,\text{g/L}$$

よって，5%のポリソルベート80を含むpH8.0緩衝液中のプロカインの溶解度(C_T)は

$$C_T = 2.42 \times C = 2.42 \times 5.35 = 12.9\,\text{g/L}$$

また，ミセル相中への薬物内封率は

$$内封率 = \frac{C_T - C}{C_T} = \frac{12.9 - 5.35}{5.35} \times 100 = 58.5\%$$

第 2 章

拡散速度

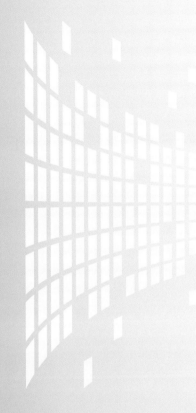

2-1 Fick の拡散方程式

2-1-1　Fick の第 1 法則

　序章ではインクを水面に垂らした現象を例にとり拡散を説明したが，微視的には溶媒中での溶質分子の移動現象と捉えることができる。今，図2-1-1に示すように界面を介して，濃度C_xおよび$C_{x+\nabla x}$の溶質が溶解している2つの部屋を考える。

　溶質の移動は界面を介してのみ行われ，分子運動をしている溶質分子の速度(v)はどこでも等しいとする。右向きを正とすると，界面を介して単位時間内に∇x間を通過する溶質分子の移動量(J)は

$$J = (C_{x+\nabla x} - C_x)v \qquad (2-1\cdot1)$$

　ここで，$C_{x+\nabla x}$とC_xは∇xだけ離れているが，今∇xが極めて小さい場合，Taylor展開(→P148)により，2-1・2式が近似的に得られる。

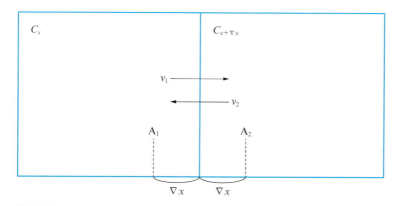

図2-1-1　拡散による溶質分子の移動

$$C_{x+\nabla x} = C_x + \frac{dC_x}{dx} \cdot \frac{\nabla x}{1!} + \frac{d^2 C_x}{dx^2} \cdot \frac{(\nabla x)^2}{2!} + \cdots + \frac{d^n C_x}{dx^n} \cdot \frac{(\nabla x)^n}{n!} \qquad (2-1 \cdot 2)$$

$$\fallingdotseq C_x + \frac{dC_x}{dx} \nabla x$$

2−1·1, 2−1·2式より,

$$J = \nabla x \cdot v \frac{dC}{dx} \qquad (2-1 \cdot 3)$$

今, 系全体を考えた場合, ∇xは分子の平均自由移動距離l_{av}に変換でき, 分子の移動速度vとともに, 溶質分子に固有の正の値として捉えることができる。また, 溶質分子の拡散を考えた場合, 濃度の高いところから低いところに溶質は拡散する($C_{x+\nabla x} < C_x$)ので, 単位表面積あたりのJを流束(J_x)と定義すると,

$$J_x = -l_{av} \cdot v \frac{dC}{dx} = -D \frac{dC}{dx} \qquad (2-1 \cdot 4)$$

Dは拡散係数と呼ばれ, 速さ×長さの次元を持ち, 2−1·5式のStokes-Einsteinの式に示されるように, 溶質分子の粒子径(r), 溶媒の粘度(η), 絶対温度(T)に依存する。

$$D = \frac{\kappa \cdot T}{3\pi \cdot \eta \cdot r} \qquad (2-1 \cdot 5)$$

ここで, κはBoltzmann定数である。なお, 粒子は球形であると仮定している。2−1·4式より, 単位面積を単位時間に移動する物質量(=流速(J_x))は濃度勾配に比例する。これを「Fickの第1法則」という。

2-1-2 Fickの第2法則

図2-1-2は, 一辺の長さ, ∇x, ∇y, ∇zの直方体において溶質分子がx軸方向に∇x移動した場合の流束(a)および濃度変化(b)を模式的に示したものである。

今, 座標軸xおよび$x + \nabla x$における流速を, 各々, J_x, $J_{x+\nabla x}$とすると2−1·2式と同様に

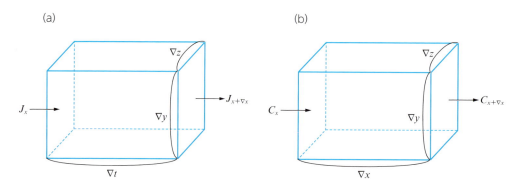

図2-1-2 溶質分子の流速(a)，濃度変化(b)

Taylor展開することにより，2-1·6式が得られる。

$$J_{x+\nabla x} \fallingdotseq J_x + \frac{dJ_x}{dx}\nabla x \quad (2-1·6)$$

2-1·6式および2-1·4式より

$$J_{x+\nabla x} - J_x \fallingdotseq \frac{d}{dx}\left(-D\frac{dC}{dx}\right)\nabla x = -\nabla x \cdot D\frac{d^2 C}{d^2 x} \quad (2-1·7)$$

ここで，溶質分子が∇x移動するのに要する時間を∇tとすると直方体で変化する溶質分子の量(M)は流束の変化に図2-1-2(a)の体積を掛けた値となる。さらに2-1·7式の関係を利用すると

$$M = \nabla y \cdot \nabla z \cdot \nabla t(J_{x+\nabla x} - J_{x+}) = -\nabla x \cdot \nabla y \cdot \nabla z \cdot \nabla t \cdot D\frac{d^2 C}{dx^2} \quad (2-1·8)$$

Mは負の値であるため，直方体中の溶質分子は∇tの後，減少する。

一方，座標軸xおよび$x+\nabla x$における濃度を，各々，C_x，$C_{x+\nabla x}$とすると，∇xが極めて小さい場合，Taylor展開(→P148)により，2-1·9式が近似的に得られる。

$$C_{x+\nabla x} = C_x + \frac{dC_x}{dt}\cdot\frac{\nabla t}{1!} + \frac{d^2C_x}{dt^2}\cdot\frac{(\nabla t)^2}{2!} + \cdots + \frac{d^nC_x}{dt^n}\cdot\frac{(\nabla t)^n}{n!} \qquad (2-1\cdot9)$$

$$\doteqdot C_x + \frac{dC_x}{dt}\nabla t$$

ここで，直方体で変化する溶質分子の量(M)は濃度の変化に直方体の体積を掛けた値となる。さらに2-1・9式の関係を利用すると，

$$M = \nabla x\cdot\nabla y\cdot\nabla z(C_{x+\nabla x} - C_x) = -\nabla x\cdot\nabla y\cdot\nabla z\cdot\nabla t\cdot\frac{dC_x}{dt} \qquad (2-1\cdot10)$$

2-1・8，2-1・10式を等号で結ぶと

$$\frac{dC}{dt} = D\frac{d^2C}{dx^2} \qquad (2-1\cdot11)$$

2-1・11式より，拡散速度は濃度を距離で2階微分した値（流束を距離で微分した値）に比例する。これを「Fickの第2法則」という。また，2-1・11式は特定の初期条件あるいは境界条件でのみ解析的に解くことができ，それは，拡散方程式の基本解と呼ばれる。基本解は変数分離法やフーリエ変換法により求めることができるが，その解法については本書の域を脱しているため，ここではその一例のみを紹介する。

今，図2-1-3に示すように，初期$(t=0)$に$x=0$に局在していた溶質分子が時間とともに拡がっていき，$t=\infty$では，いたるところで濃度が0に近づく場合の基本解は2-1・12式で示される。

$$C = \frac{A}{\sqrt{4\pi Dt}}\exp(-\frac{x^2}{4Dt}) \qquad (2-1\cdot12)$$

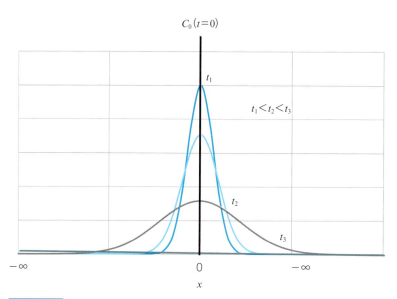

図2-1-3　1点からの溶質分子の拡散

2−1·13式に示すGause積分の公式を用いると

$$\int_{-\infty}^{\infty} \exp(-\alpha x^2) dx = \sqrt{\frac{\pi}{\alpha}} \qquad (2-1\cdot 13)$$

$$\int_{-\infty}^{\infty} C dx = \frac{C_0}{\sqrt{4\pi Dt}} \times \sqrt{4\pi Dt} = A \qquad (2-1\cdot 14)$$

2−1·14式より，時刻に関係なくCの総量（すなわち，図2-1-3の曲線と x 軸が囲む面積）はAとなり変化しないことがわかる。

2-2 極座標変換による拡散方程式の表記

2-1・11式で示した拡散方程式は図2-2-1に示す極座標変換により，円筒面，球面への適用が可能となるが，ここでは変数変換することなく，幾何学的手法により，誘導した結果を説明する。

2-2-1 円筒面からの拡散

今，図2-2-2に青く示された部分の溶質分子の拡散を考える。$r=r$側の流速（単位表面積あたりの溶質分子の移動量）をJ_r，$r=r+dr$側の流速をJ_{r+dr}とする。濃度は動径方向のみに勾配があり，z方向には依存しないと考える。すると，流速と動径方向の濃度勾配の関係は，Fickの第1法則より，2-2・1および2-2・2式で示される。

$$J_r = -D\frac{\partial C}{\partial r} \quad (2-2 \cdot 1) \qquad J_{r+dr} = -D\frac{\partial C_{r+dr}}{\partial r} \quad (2-2 \cdot 2)$$

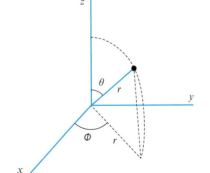

図2-2-1　直交座標化の変換

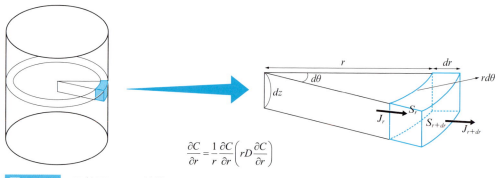

図2-2-2 円筒面からの拡散

$r=r$側の表面積をS_r, $r+dr$側の表面積をS_{r+dr}とすると

$$S_r = rd\theta \times dz = rd\theta dz \qquad (2-2\cdot3)$$

$$S_{r+dr} = (r+dr)d\theta \times dz = (r+dr)d\theta dz \qquad (2-2\cdot4)$$

また,青く示された微小体積をdvとするとdvの大きさは半径$r+dr$,高さdzの円柱の体積から半径r,高さdzの円柱の体積を引いた値の$d\theta/2\pi$倍となるので,

$$\begin{aligned} dv &= \{\pi(r+dr)^2 dz - \pi r^2 dz\} \times \frac{d\theta}{2\pi} \\ &= \{2rdr + (dr)^2\}\pi dz \times \frac{d\theta}{2\pi} \\ &\fallingdotseq rd\theta drdz \end{aligned} \qquad (2-2\cdot5)$$

よって，この微小体積中で変化する溶質分子の量(M)は，2−1·9，2−2·1，2−2·2，2−2·3，ならびに2−2·4式を下式に代入し，Taylor展開を利用すると，

$$M = J_r S_r - J_{r+dr} S_{r+dr}$$

$$= \left(-D\frac{\partial C}{\partial r}\right) r d\theta dz - \left(-D\frac{\partial C_{r+dr}}{\partial r}\right)(r+dr)d\theta dz$$

$$\fallingdotseq -D\frac{\partial C}{\partial r} r d\theta dz + D\frac{\partial}{\partial r}(C+\frac{\partial C}{\partial r}dr)(r+dr)d\theta dz$$

$$= -D\frac{\partial C}{\partial r} r d\theta dz + D(\frac{\partial C}{\partial r}+\frac{\partial^2 C}{\partial r^2}dr)(r+dr)d\theta dz$$

$$= D\left\{r\frac{\partial^2 C}{\partial r^2}drd\theta dz + d\theta drdz\frac{\partial C}{\partial r} + \frac{\partial^2 C}{\partial r^2}(dr)^2 d\theta dz\right\}$$

$$\fallingdotseq D\left\{r\frac{\partial^2 C}{\partial r^2}drd\theta dz + d\theta drdz\frac{\partial C}{\partial r}\right\} = dv\frac{\partial C}{\partial t} \qquad (2-2·6)$$

2−2·6式を2−2·5式で除すると

$$\frac{\partial C}{\partial t} = D\left(\frac{\partial^2 C}{\partial r^2}+\frac{1}{r}\frac{\partial C}{\partial r}\right) = \frac{1}{r}\frac{\partial C}{\partial r}\left(rD\frac{\partial C}{\partial r}\right) \qquad (2-2·7)$$

2−2·7式が，円筒表面からの拡散方程式である。

2-2-2　球面からの拡散

図2-2-3に青く示された部分の溶質分子の拡散を考える。$r=r$側の流速（単位表面積あたりの溶質分子の移動量）をJ_r，$r=r+dr$側の流速をJ_{r+dr}とする。濃度は動径方向のみに勾配があり，θ，ϕ方向には依存しないと考える。円筒からの拡散（2-2-1）の時と同様に，$r=r$側の表面積をS_r，$r=r+dr$側の表面積を$S_{r+\nabla r}$とするとS_rの横の長さは半径rの円の角度$d\phi$における弧の長さ，縦の長さは半径$r\sin\theta$における角度$d\theta$の弧の長さとなるため，

$$S_r = rd\phi \times r\sin\theta d\theta = r^2\sin\theta d\theta d\phi \qquad (2-2·8)$$

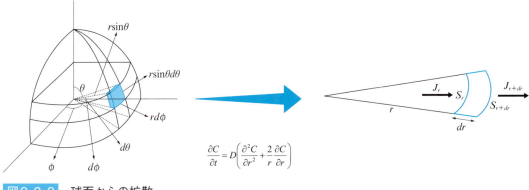

図2-2-3 球面からの拡散

同様に，

$$S_{r+dr} = (r+dr)^2 \sin\theta d\theta d\phi \qquad (2-2\cdot9)$$

今，drは極めて小さいため，S_rと$S_{r+\nabla r}$は，ほぼ等しいと考えられる。よって，青く示された微小体積をdvは

$$dv \fallingdotseq S_r \times dr = r^2 \sin\theta d\theta d\phi dr \qquad (2-2\cdot10)$$

この微小体積中で変化する溶質分子の量(M)を円筒からの拡散(2-2-1)の時と同様に解くと，

$$M = J_r S_r - J_{r+dr} S_{r+dr}$$

$$= -D\frac{\partial C}{\partial r}r^2\sin\theta d\theta d\phi dr + D\frac{\partial C_{r+dr}}{\partial r}(r+dr)^2\sin\theta d\theta d\phi dr$$

$$\fallingdotseq -D\frac{\partial C}{\partial r}r^2\sin\theta d\theta d\phi dr + D\frac{\partial}{\partial r}(C+\frac{\partial C}{\partial r}dr)\{r^2+2rdr+(dr)^2\}\sin\theta d\theta d\phi dr$$

$$\fallingdotseq -D\frac{\partial C}{\partial r}r^2\sin\theta d\theta d\phi dr + D(r^2\frac{\partial C}{\partial r}+r^2\frac{\partial^2 C}{\partial r^2}dr+2r\frac{\partial C}{\partial r}dr)\sin\theta d\theta d\phi dr$$

$$\fallingdotseq \left(-Dr^2\frac{\partial C}{\partial r}+Dr^2\frac{\partial C}{\partial r}+Dr^2 dr\frac{\partial^2 C}{\partial r^2}+2rDdr\frac{\partial C}{\partial r}\right)\sin\theta d\theta d\phi dr$$

$$= D\left(r^2 dr\frac{\partial^2 C}{\partial r}+2rdr\frac{\partial C}{\partial r}\right)\sin\theta d\theta d\phi dr = dv\frac{\partial C}{\partial t} \tag{2-2·11}$$

2-2·11式を2-1·10式で除すると

$$\frac{\partial C}{\partial t} = D\left(\frac{\partial^2 C}{\partial r^2}+\frac{2}{r}\frac{\partial C}{\partial r}\right) \tag{2-2·12}$$

2-2·12式が，球表面からの拡散方程式である。

例　題

■ 例題2-1

　野口等の報告[5]によると，柑橘類の成分の1つであるNobiletineの結晶軸の長さは，$a=$ 19.3239Å，$b=$22.021Å，$c=$4.1385Åである。Stokes-Einsteinの式が成り立つ時，Nobiletine の25℃における水中の拡散係数(D)を求めよ。ただし，Boltzmann定数(κ)は1.38×10^{-16} erg/degree，25℃における水の粘度(η)は8.9×10^{-3}Pとする。

（解）

　Nobiletineの分子容は$V=19.324\times22.021\times4.1385=1761.1$Å。今，この分子が球形で，その球がこの結晶と同体積を有する立方体に内接していると仮定した場合,

$$\text{粒子径}(r)=\sqrt[3]{1761.1}=12.1\text{Å}=1.21\times10^{-7}\text{cm}$$

よって，25℃（298K）におけるDは2-1・5式より

$$D=\frac{\kappa\cdot T}{3\pi\cdot\eta\cdot r}=\frac{1.38\times10^{-16}\times298}{3\times3.14\times8.9\times10^{-3}\times1.21\times10^{-7}}=4.05\times10^{-6}\text{cm}^2/\text{sec}$$

■ 例題2-2

　Clarithromycin（CAM）の分子量は748，密度は1.18g/cm^{3}である。Stokes-Einsteinの式が成り立つ時，CAMの25℃における水中の拡散係数(D)を求めよ。ただし，Avogadro数は6.02×10^{23}とする。

（解）

　CAM1モルの容積は748/1.18＝634mL。したがって1分子の容積は634/6.02×10^{23}＝1.05×10^{-21}mL。CAM分子の粒子径(r)と容積の関係は，球形を仮定すると,

$$\frac{\pi r^3}{6}=1.05\times10^{-21}\qquad r=1.26\times10^{-7}\text{cm}$$

よって，25℃（298K）における D は 2−1・5 式より

$$D = \frac{\kappa \cdot T}{3\pi \cdot \eta \cdot r} = \frac{1.38 \times 10^{-16} \times 298}{3 \times 3.14 \times 8.9 \times 10^{-3} \times 1.26 \times 10^{-7}} = 3.89 \times 10^{-6} \, \text{cm}^2 / \text{sec}$$

■ 例題2-3

溶液の界面にインクを滴下したところ，滴下点から1cmの距離にある滴下4分後のインク濃度は，滴下1分後の濃度の20%であった。インクは溶液に完全に溶解しており均一に拡散すると仮定した場合，

（1）インク分子の溶液中における拡散定数（D）を求めよ。

（2）5秒後において，滴下点から5cm離れた点のインク濃度は1cm離れたインクの濃度の何%か。

（解）

（1）1分後の濃度を C_{1t}，4分後の濃度を C_{4t} とし，2−1・12式を変形し，$x=1$，$t=1$ あるいは 4 を代入すると，

$$C_1 = \frac{C_0}{\sqrt{4D\pi \times 1}} \exp\left(-\frac{1^2}{4D \times 1}\right) \qquad C_4 = \frac{A}{\sqrt{4\pi D \times 4}} \exp\left(-\frac{1^2}{4D \times 4}\right)$$

$$\frac{C_4}{C_1} = \frac{1}{2} \frac{\exp\left(-\dfrac{1}{16D}\right)}{\exp\left(-\dfrac{1}{4D}\right)} = \frac{1}{2} \frac{\exp\left(\dfrac{1}{4D}\right)}{\exp\left(\dfrac{1}{16D}\right)} = 0.2$$

よって，

$$\left(\frac{0.25}{D}\right) = \left(\frac{0.0625}{D}\right)^{0.4}$$

第2章　拡散速度

上式の対数を取ると

$$\ln 0.25 - \ln D = 0.4(\ln 0.0625 - \ln D)$$

$$D = \exp\left(\frac{\ln 0.25 - 0.4 \times \ln 0.0625}{0.6}\right) = 0.630 \text{cm}^2/\sec$$

(2) 滴下点から1cmの濃度をC_{1x}，5cmの濃度をC_{5x}とし，3-1・12式を変形し，$t=5$，$x=1$あるいは5を代入すると，

$$C_{1x} = \frac{A}{\sqrt{4D\pi \times 5}}\exp\left(-\frac{1^2}{4D \times 5}\right) \qquad C_{5x} = \frac{A}{\sqrt{4D\pi \times 5}}\exp\left(-\frac{5^2}{4D \times 5}\right)$$

よって，

$$\frac{C_{5x}}{C_{1x}} = \frac{\exp\left(-\dfrac{5^2}{4D \times 5}\right)}{\exp\left(-\dfrac{1^2}{4D \times 5}\right)} = \frac{\exp\left(-\dfrac{5}{4D}\right)}{\exp\left(-\dfrac{1}{20D}\right)} = \frac{\exp\left(\dfrac{1}{20 \times 0.630}\right)}{\exp\left(\dfrac{5}{4 \times 0.630}\right)} = 0.149 = 14.9\%$$

第3章

溶解速度

48 第3章 溶解速度

　物質の溶解性に影響を与える因子として第1章，第2章で説明した溶解度，拡散のほかに溶解速度があげられる。固体の溶解は固−液界面における溶媒和過程とその後の分子の拡散過程により成り立っている。

3-1

固体表面からの溶解

3-1-1　拡散律速による溶解

　一般に医薬品の溶媒和の速度は極めて速いため，拡散過程が溶解の律速になる。この時，薬物が溶解する速度は3−1・1式で示され，この経験式をNoes-Whitneyの式[6]という。ここでk'は定数である。

$$\frac{dC}{dt} = k'(Cs - C) \qquad (3-1\cdot1)$$

　すなわち，溶解速度は薬物の溶解度（Cs）と時間tにおけるバルクの溶解濃度（C）の差に比例する。Nernstは2章で示したFickの拡散法則を利用して3−1・1式を理論的に解析した。
　今，2−1・4式で示した流束が一定の場合，

$$J_x = -D\frac{dC}{dx} = K（一定） \qquad (3-1\cdot2)$$

　3−1・2式より，濃度勾配は距離xによらず一定となる。そこでNernstは固体表面の近傍に濃度Csの飽和層が存在し，距離xの増加に伴い，濃度が直線的に減少し，濃度Cのバルク溶液につながるという拡散モデルを考案した（図3-1-1）。

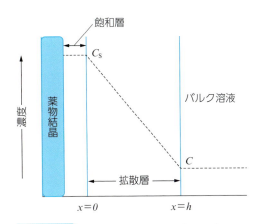

図3-1-1　固体表面からの拡散モデル

　ここで，飽和層とバルク溶液の間を拡散層と定義し，その長さをhとすると，

$$\frac{dC}{dx} = \frac{C - Cs}{h} \quad (3-1\cdot 3)$$

　ところで流速は単位面積を単位時間に移動する物質量と定義することができるため，

$$J_x = \frac{1}{S}\frac{dM}{dt} = \frac{1}{S}\frac{dCV}{dt} = \frac{V}{S}\frac{dC}{dt} \quad (3-1\cdot 4)$$

　ここでSは固体の表面積，Vは溶媒の体積である。3-1・3式を3-1・2式に代入し，3-1・2式と3-1・4式を等号で結ぶことにより

$$\frac{dC}{dt} = \frac{DS}{Vh}(Cs - C) \quad (3-1\cdot 5) \quad (\rightarrow P145)$$

　経験式である3-1・1式の定数k'はDS/Vhであることが理論的に誘導された。この3-1・5式をNernst- Noes-Whitneyの式[7]という。3-1・5式においてD/hをkとすると

$$\frac{dC}{dt} = k\frac{S}{V}(Cs - C) \quad (3-1\cdot 6)$$

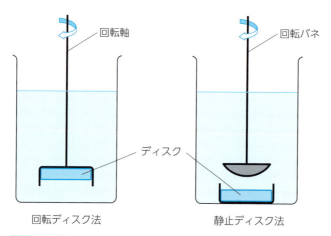

図3-1-2　表面積が一定の状態での溶解試験装置

3-1・6式の k は単位面積あたりの溶解速度定数で，撹拌等の操作条件を一定にすると薬物に固有の値となるため，固有溶解速度定数(intrinsic dissolution rate constant)と呼ばれる。この k を求めるためには，溶解過程において固体の表面積が一定であることが必要である。この条件を満たす装置として図3-1-2に示す回転ディスク法や静止ディスク法がある。両者とも薬物のみで圧縮成型したディスクを使用し実施する。

3-1・6式の両辺に $dt/(Cs-C)$ を掛けると

$$\frac{dC}{Cs-C} = k\frac{S}{V}dt \qquad (3-1\cdot7)$$

今，$t=0$ の時0であった濃度が $t=t$ で C になったとすると

$$\int_0^C \frac{dC}{Cs-C} = \left[-\ln(Cs-C)\right]_0^C = \ln\frac{Cs}{(Cs-C)} \qquad (3-1\cdot8) \quad (\to P143)$$

$$\int_0^t k\frac{S}{V}dt = k\frac{S}{V}\cdot t \qquad (3-1\cdot9) \quad (\to P140)$$

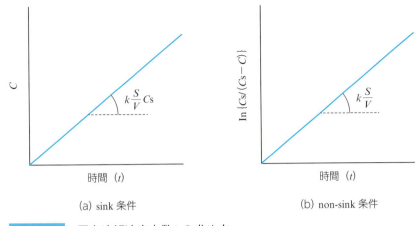

図3-1-3 固有溶解速度定数kの求め方
(S：表面積　　V：溶媒量)

3-1·7式より3-1·8式と3-1·9式の積分値は等しい。

$$\ln \frac{Cs}{(Cs-C)} = k\frac{S}{V}Cs \cdot t \qquad (3-1\cdot10)$$

すなわち3-1·10式の左辺と時間tの間には比例関係があり，各時間におけるバルク溶液濃度Cを3-1·10式の左辺に代入し，時間に対しプロットすると直線となり，その傾きより固有溶解速度定数kを決定することができる(図3-1-3(b))。さらに3-1·10式をバルク溶液濃度Cについて解くと

$$C = Cs\left\{1 - \exp\left(-k\frac{S}{V} \cdot t\right)\right\} \qquad (3-1\cdot11) \quad (\rightarrow P142)$$

3-1·11式が固体表面からの薬物の溶解速度式である。その溶解パターンを図3-1-5に示す。ところで3-1·6式において$Cs \gg C$の場合

$$\frac{dC}{dt} = k\frac{S}{V}Cs \qquad (3-1\cdot12) \qquad\qquad C = k\frac{S}{V}Cs \cdot t \qquad (3-1\cdot13)$$

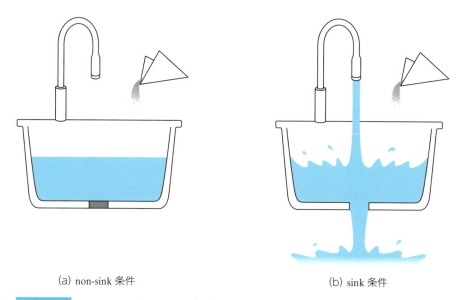

(a) non-sink 条件　　(b) sink 条件

図3-1-4　sinkおよびnon-sink条件の図式モデル

　よって，バルク溶液濃度Cを時間tに対しプロットすると直線となり，その傾きより固有溶解速度定数kを決定することができる（図3-1-3(a)）。

　このバルク溶液濃度Cが薬物の溶解度C_sより極めて低い希薄溶液状態をsink条件といい，3-1・11式が成り立つような条件をnon-sink条件という。

　ここでsinkとは「流し」のこと[8]でsink条件は図3-1-4(b)に示すように流しの栓を抜いた状態であり，この場合，蛇口からは常に新しい水が供給されるため，流しの中の物質は常に極めて低い濃度に保たれる。一方，non-sink条件は図3-1-4(a)に示すように流しに栓をし，さらに水の供給を止めた状態である。この場合，流しの中の物質の濃度は時間の経過とともに上昇し，溶解度に漸近していく。溶出試験法を例にとるとパドル法（日局第1法）や回転バスケット法（日局第2法）はnon-sink条件下の試験であり，フロースルーセル法（日局第3法）はsink条件下の試験である。また，図3-1-5より溶媒量が多くなると（あるいは溶質が少なくなると）sink条件に近い溶解プロファイルを示していくことがわかる。

3-1-2　界面反応を伴う溶解[9]

　非晶質や準安定形結晶においては溶解過程においてバルク溶液濃度が過飽和になり，その後，結晶の析出により安定形結晶の溶解度に漸近する溶解パターンを示すことがある。「3-1-1 拡散律速による溶解」においては，結晶析出等の界面反応が極めて速く拡散のみを考慮して解析できる場合について述べた。次にこの界面反応を伴う溶解について説明する。図3-1-6は界面反応を伴う溶解モデルを示したものである。

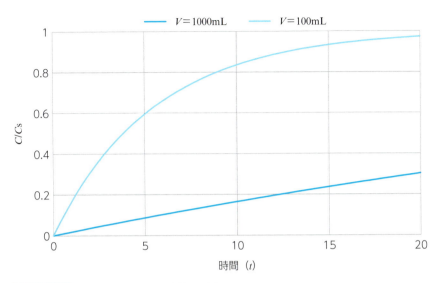

図3-1-5　固体表面からの薬物の溶解
（$k=1.8$cm/min，$S=10$cm^2）

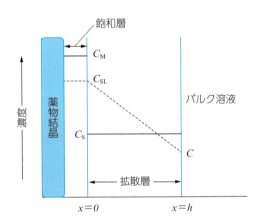

C_M：準安定形結晶（非晶質）の溶解度
C_S：安定形結晶の溶解度
C_{SL}：固液界面の濃度
C　：バルク濃度

図3-1-6　界面反応を伴う溶解モデル

　ここで，C_Mは非晶質あるいは準安定形結晶の溶解度，C_Sは安定形結晶の溶解度である．今，固液界面における濃度をC_{SL}とするとC_{SL}の値は$t=0$の時C_Mであるが，結晶の析出により徐々に減少し，C_Sに等しくなり，バルク溶液濃度がC_Sに等しくなると溶解が終了する．この結晶析出が一次反応で進行し，析出速度定数をk_Cとすると，

$$\frac{dC_{SL}}{dt} = k_C(C_S - C_{SL}) \qquad (3-1\cdot14)$$

　一方，表面積(S)が一定の場合，$3-1\cdot6$式のkS/Vは溶解速度定数$(=k_D)$として捉えることができるため，溶解速度式は

$$\frac{dC}{dt} = k\frac{S}{V}(C_{SL} - C) = k_D(C_{SL} - C) \qquad (3-1\cdot15)$$

　ここで，Cは時間tにおけるバルク溶液濃度である。$3-1\cdot14$式をLaplace変換（→P144）すると

$$sC_{SL}(s) - C_M = k_C[C_s/s - C_{SL}(s)] \qquad (3-1\cdot16)$$

$$C_{SL}(s) = \frac{k_C C_S}{s(s+k_c)} + \frac{C_M}{s+k_c} = \frac{C_S}{s} + \frac{(C_M - C_S)}{s+k_C} \qquad (3-1\cdot17)$$

　$3-1\cdot15$式をLaplace変換すると

$$sC(s) = k_C[C_{SL}(s) - C(s)] \qquad (3-1\cdot18)$$

　さらに$3-1\cdot17$式を$3-1\cdot18$式に代入し，$C(s)$を求めると

$$\begin{aligned}
C(s) &= \frac{k_D \cdot C_S}{s(s+k_D)} + \frac{k_D(C_M - C_S)}{(s+k_C)(s+k_D)} \\
&= \frac{C_S}{s} - \frac{C_S}{s+k_D} + \frac{k_D(C_M - C_S)}{k_D - k_C}\left(\frac{1}{s+k_C} - \frac{1}{s+k_D}\right)
\end{aligned} \qquad (3-1\cdot19)$$

3−1・19式を逆変換すると

$$C = C_S\{1 - \exp(-k_D \cdot t)\} \\ + \frac{k_D(C_M - C_S)}{k_D - k_C}\{\exp(-k_C \cdot t) - \exp(-k_D \cdot t)\} \quad (3-1\cdot20)$$

3−1・20式が界面反応を伴う溶解速度式である。その溶解パターンを図3-1-7に示す。3−1・20式の1項目は転移した安定形結晶が溶解に寄与する部分であり，2項目は結晶が準安定形から安定形に変化する過程における固液界面濃度が溶解に寄与する部分である。すなわち図3-1-7における3−1・7式の2項の曲線とx軸が囲む面積が過飽和による溶解の増加分(Y)となり，次式により求められる。

$$Y = \frac{k_D \cdot (C_M - C_S)}{k_D - k_C} \int_0^\infty \{\exp(-k_C \cdot t) - \exp(-k_D \cdot t)\} dt \\ = \frac{C_M - C_S}{k_C} \quad (3-1\cdot21)$$

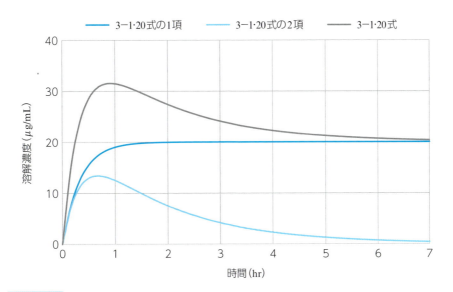

図3-1-7 界面反応を伴う溶解パターン
（C_S=20μg/mL, C_M=40μg/mL, k_C=0.01min^{-1}, k_D=0.05min^{-1}）

56　第3章　溶解速度

また，3−1・20式において最大の濃度(C_{MAX})になる時間をt_{MAX}とすると

$$\frac{dC}{dt} = k_{\mathrm{D}}C\mathrm{s}\exp(-k_{\mathrm{D}}\cdot t_{\mathrm{MAX}})$$

$$+ \frac{k_{\mathrm{D}}(C_M - C\mathrm{s})}{k_{\mathrm{D}} - k_{\mathrm{C}}}\{-k_{\mathrm{C}}\exp(-k_{\mathrm{C}}\cdot t_{\mathrm{MAX}}) + k_{\mathrm{D}}\exp(-k_{\mathrm{D}}\cdot t_{\mathrm{MAX}})\} \qquad (3-1\cdot22)$$

$$= 0$$

$$k_{\mathrm{D}}C\mathrm{s}\cdot\exp(-k_{\mathrm{D}}\cdot t_{\mathrm{MAX}}) + \frac{k_{\mathrm{D}}^{\ 2}(C_{\mathrm{M}} - C\mathrm{s})}{k_{\mathrm{D}} - k_{\mathrm{C}}}\exp(-k_{\mathrm{D}}\cdot t_{\mathrm{MAX}})$$

$$= \frac{k_{\mathrm{C}}k_{\mathrm{D}}(C_{\mathrm{M}} - C\mathrm{s})}{k_{\mathrm{D}} - k_{\mathrm{C}}}\exp(-k_{\mathrm{C}}\cdot t_{\mathrm{MAX}}) \qquad (3-1\cdot23)$$

$$\frac{k_{\mathrm{D}}C_{\mathrm{M}} - k_{\mathrm{C}}C\mathrm{s}}{k_{\mathrm{D}} - k_{\mathrm{C}}}\exp(-k_{\mathrm{D}}\cdot t_{\mathrm{MAX}}) = \frac{k_{\mathrm{C}}(C_{\mathrm{M}} - C\mathrm{s})}{(k_{\mathrm{D}} - k_{\mathrm{C}})}\exp(-k_{\mathrm{C}}\cdot t_{\mathrm{MAX}}) \qquad (3-1\cdot24)$$

$$\ln\frac{k_{\mathrm{D}}C_{\mathrm{M}} - k_{\mathrm{C}}C\mathrm{s}}{(k_{\mathrm{D}} - k_{\mathrm{C}})} - k_{\mathrm{D}}\cdot t_{\mathrm{MAX}} = \ln\frac{k_{\mathrm{C}}(C_{\mathrm{M}} - C\mathrm{s})}{(k_{\mathrm{D}} - k_{\mathrm{C}})} - k_{\mathrm{C}}\cdot t_{\mathrm{MAX}} \qquad (3-1\cdot25)$$

$$t_{\mathrm{MAX}} = \frac{1}{k_{\mathrm{D}} - k_{\mathrm{C}}}\ln\frac{k_{\mathrm{D}}C_{\mathrm{M}} - k_{\mathrm{C}}C\mathrm{s}}{k_{\mathrm{C}}(C_{\mathrm{M}} - C\mathrm{s})} \qquad (3-1\cdot26)$$

　過飽和状態における各種溶解パターンを図3-1-8に，その溶解速度パラメーターを表3-1-1に示す。

3-1 固体表面からの溶解

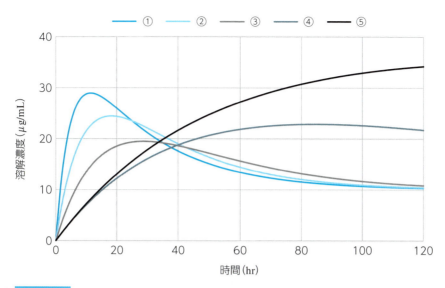

図3-1-8 過飽和状態における溶解パターン
(C_M＝40μg/mL, C_S＝10μg/mL)

表3-1-1 過飽和状態における溶解速度パラメーター
(C_M＝40μg/mL, C_S＝10μg/mL)

	k_C (min^{-1})	k_D (min^{-1})	Y (μg·min/mL)	t_{MAC} (min)	C_{MAX} (μg/mL)
①	0.04	0.2	750	11.5	28.9
②	0.04	0.1	750	18.3	24.4
③	0.04	0.05	750	28.8	19.5
④	0.01	0.02	3000	84.7	22.9
⑤	0.001	0.02	30000	165.8	35.2

3-2

球形粒子表面からの溶解

3-2-1　sink条件下における溶解

粒子径r，質量wの球形粒子のsink条件下における溶解速度は3−1・12式より

$$-\frac{dw}{dt} = \frac{d(CV)}{dt} = V\frac{dC}{dt} = kSCs = k\pi r^2 Cs \qquad (3-2\cdot1)$$

3−2・1式は，質量wの減少速度がその溶解速度に等しいことを意味している。また，粒子径rの球形粒子の質量wは3−2・2式で示され，これを時間tで微分すると3−2・3式となる。ここでρは粒子の密度である。

$$w = \frac{\pi r^3 \rho}{6} \qquad (3-2\cdot2)$$

$$\frac{dw}{dt} = \frac{\pi r^2 \rho}{2}\frac{dr}{dt} \qquad (3-2\cdot3) \qquad (\rightarrow P138)$$

3−2・1，3−2・3式より

$$\frac{dr}{dt} = -\frac{2kCs}{\rho} \qquad (3-2\cdot4)$$

$3-2\cdot4$式を時間tについて積分すると　　（→P145）

$$\int_{r_0}^{r} dr = r - r_0 = -\frac{2kCs}{\rho}t \qquad (3-2\cdot5)$$

$$r = r_0 - \frac{2kCs}{\rho}\cdot t = r_0 - K\cdot t \qquad (3-2\cdot6)$$

ここでr_0は質量wの球形粒子の溶解前における粒子径である。すなわち，粒子が球形の場合，sink条件下においては，初期粒子径に関係なく粒子径減少速度定数Kで溶解していくことになる。また，初期粒子径rの時間tにおけるバルクの溶解率（％）は$3-2\cdot7$式で示されるため，あらかじめk，C_sおよび溶質の密度（ρ）を求めておけば，任意の粒子径の溶解パターンを予測することができる。

$$\begin{aligned}
溶解率(\%) &= \left\{\frac{\pi r_0^{3}}{6} - \frac{\pi(r_0 - K\cdot t)^{3}}{6}\right\} / \left(\frac{\pi r_0^{3}}{6}\right) \times 100 \\
&= \frac{r_0^{3} - (r_0 - K\cdot t)^{3}}{r_0^{3}} \times 100
\end{aligned} \qquad (3-2\cdot7)$$

sink条件下における球形粒子の粒子径と溶解速度の関係を図3-2-1に示す。また，粒子径r_0の球形粒子がN_0個あるとすると，粉末医薬品の溶解前の重量（W_0）および時間tの後に溶解していない重量（W）は

$$W_0 = \frac{N_0 \rho \pi r_0^{3}}{6} \qquad (3-2\cdot8) \qquad\qquad W = \frac{N_0 \rho \pi}{6}(r_0 - K\cdot t)^{3} \qquad (3-2\cdot9)$$

$3-2\cdot8$，$3-2\cdot9$式より

$$W_0^{\frac{1}{3}} - W^{\frac{1}{3}} = \left(\frac{N_0 \rho \pi}{6}\right)^{\frac{1}{3}}\frac{2kCs}{\rho}\cdot t = \left(\frac{N_0 \rho \pi}{6}\right)^{\frac{1}{3}}K\cdot t = \kappa\cdot t \qquad (3-2\cdot10)$$

$3-2\cdot10$式より，粒子が球形の場合，sink条件下においては粉末医薬品の溶解前の重量の立

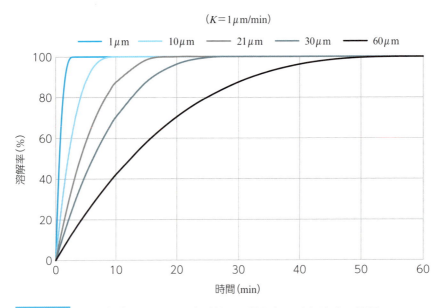

図3-2-1 sink条件下における球形粒子の粒子径と溶解速度の関係

方根と時間 t において溶解せずに残存している粉末医薬品の重量の差は時間に比例することになる。これを「Hixson-Crowellの立方根則」[10]という。

3-2-2 non-sink条件下における溶解[11]

non-sink条件下においてはバルク溶液濃度(C)が溶解度(Cs)に比べ，無視できなくなるほど高くなるため，3-2・4式は3-2・11式に変換される。

$$\frac{dr}{dt} = -\frac{2k}{\rho}(Cs - C) \qquad (3-2\cdot11)$$

また，バルク溶液濃度(C)は溶解した量(w_0-w)を溶媒量(V)で割った値であるため，

$$C = \frac{w_0 - w}{V} = \frac{\frac{1}{6}\rho\pi r_0^3 - \frac{1}{6}\rho\pi r^3}{V} = \frac{\rho\pi(r_0^3 - r^3)}{6V} \qquad (3-2\cdot12)$$

3−2·12式を3−2·11式に代入すると

$$\frac{1}{a+br^3}\frac{dr}{dt}=-\frac{2k}{\rho} \qquad (3-2\cdot13)$$

ここで

$$a=Cs-\frac{\pi\rho}{6V}r_0^{\,3} \qquad (3-2\cdot14) \qquad\qquad b=-\frac{\pi\rho}{6} \qquad (3-2\cdot15)$$

3−2·13式の微分方程式を積分すると

$$\int_{r_0}^{r}\frac{dr}{a+br^3}=-\int_{0}^{t}\frac{2k}{\rho}dt=-\frac{2k\cdot t}{\rho} \qquad (3-2\cdot16)$$

3−2·16式の左辺を数学計算ソフト（ここでは，Maplesoft，Waterloo社製を使用）を用いて解くと

$$F(r)=\int\frac{1}{a+bx^3}$$

$$=\frac{1}{6b}\left(\frac{b}{a}\right)^{2/3}\cdot\left[\ln\frac{\left\{r+\left(a/b\right)^{1/3}\right\}^2}{r^2-\left(a/b\right)^{1/3}r+\left(a/b\right)^{2/3}}+2\sqrt{3}\arctan\left(\frac{2}{\sqrt{3}}\left(\frac{b}{a}\right)^{1/3}-\frac{1}{\sqrt{3}}\right)\right]+C \qquad (3-2\cdot17)$$

62 第3章 溶解速度

3−2·16，3−2·17式より

$$F(r) - F(r_0) = -\frac{2k}{\rho}t \qquad (3-2\cdot18)$$

ここで$F(r_0)$の値は3−2·17式の第1項のrに初期粒子径r_0を代入することにより算出できるため，任意の時間tにおける$F(r)$値を3−2·18式より求めることができる。さらに，この$F(r)$値が決定すれば時間tにおける粒子径rは3−2·18式の$F(r)$の逆関数の解として3−2·19式より算出される。　（→P153）

$$r = F^{-1}\left(F(r_0) - \frac{2k}{\rho}t\right) \qquad (3-2\cdot19)$$

また，時間tにおける溶解率は得られたrを3−2·20式に代入し，求めることができる。

$$\text{溶解率(\%)} = (\frac{\pi r_0^3 \rho}{6} - \frac{\pi r^3 \rho}{6})/(\frac{\pi r_0^3 \rho}{6}) \times 100$$

$$= \frac{r_0^3 - r^3}{r_0^3} \times 100 \qquad (3-2\cdot20)$$

3-3 粒度分布を考慮した溶解（多分散多粒子系における溶解）

　固体医薬品原末には1つとして同じ粒子径の粒子は存在せず，粒度分布が存在する。本項では粒子が球形でsink条件下における粒度分布を有する医薬品の溶解速度について説明する。

3-3-1　確率密度関数

　粒度分布を考慮した溶解速度式を誘導するためには，まず，粒度分布を粒子径の関数として表記しなくてはならない。図3-3-1は粒度分布をヒストグラムで表記したものである。

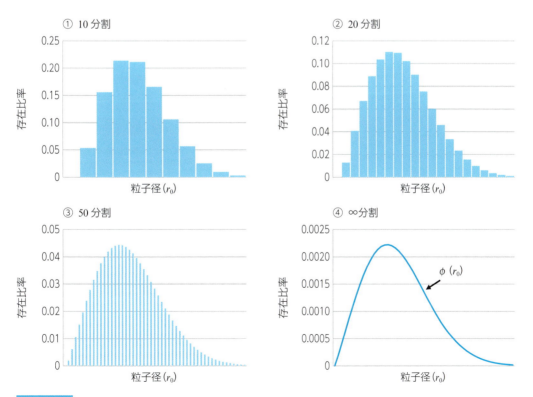

図3-3-1　粒度分布のヒストグラム

第3章 溶解速度

分割数が多くなるにつれ画分の値は小さくなり，そのパターンは曲線に漸近していき，無限大(∞)に分割すると，完全な曲線となる。この場合，y軸の値は画分における粒子径の存在比率，無限大(∞)に分割した場合は単一粒子の存在確率となる。今，この④で示した曲線を粒子径(r_0)の関数$\phi(r_0)$とすると，$\phi(r_0)$は下記の性質を有することがわかる。

$$\phi(0) = 0 \qquad (3-3\cdot1) \qquad\qquad \phi(\infty) = 0 \qquad (3-3\cdot2)$$

$$\int_0^\infty \phi(r_0)dr_0 = 1 \qquad (3-3\cdot3)$$

このような性質を有する関数を確率密度関数という。代表的な確率密度関数として，Weibull分布関数と対数正規分布関数を紹介する。

3-3-1-1 Weibull分布関数[12]

Weibull分布関数は3-3・4式で示される確率密度関数である。

$$\phi(r_0) = \frac{b}{a} r_0^{b-1} \exp(-\frac{r_0^b}{a}) \qquad (3-3\cdot4)$$

ここでaはスケールパラメーターといい分布の大きさを決定し，bはシェイプパラメーターといい分布の形状を決定する。また，この2つのパラメーターを用いることにより，粒度分布の2つの代表径を算出することができる。3-3・4式を粒子径0からr_0まで積分すると

$$\int_0^{r_0} \phi(r_0)dr_0 = 1 - \exp(-\frac{r_0^b}{a}) \qquad (3-3\cdot5)$$

3-3・5式は粒子径r_0以下の粒子の存在確率を示す累積確率密度関数である。
今，3-3・5式のr_0にrd$= \sqrt[b]{a}$ を代入すると

$$\int_0^{r_d} (r_0)dr_0 = 1 - \exp(-1) \fallingdotseq 0.632 \qquad (3-3\cdot6)$$

3-3 粒度分布を考慮した溶解（多分散多粒子系における溶解）

すなわち，粒子径r_d以下の粒子の存在確率が約63.2%となる。

さらに，粒度分布のピーク値であるモード径をr_{max}とすると

$$\frac{d(\phi_{max})}{dr_{max}} = \frac{b}{a}r_{max}^{b-2}\exp\left(-\frac{r_{max}^b}{a}\right)\left\{(b-1)-\frac{b}{a}r_{max}^b\right\} = 0 \qquad (3-3\cdot7) \quad \rightarrow P143$$

3-3・7式より

$$r_{max} = \sqrt[b]{\frac{a(b-1)}{b}} \qquad (3-3\cdot8)$$

以上，パラメーターa, bが定まれば粒度分布の代表径であるr_dやr_{max}を求めることができる。a, bの値が粒度分布パターンに及ぼす影響を図3-3-2に示す。ここで，左図(a)は$b=4$と固定し，aを変化した結果を示したものであるが，aの増加とともに分布の幅は広くなり，r_{max}, r_dは長粒子径側に変化していく。右図(b)はr_dを30μmと固定し，bを変化させた結果を示したものである。bが1より小さい場合，$\phi(r_0)$は単調減少し，粒度分布パターンにはならない。b

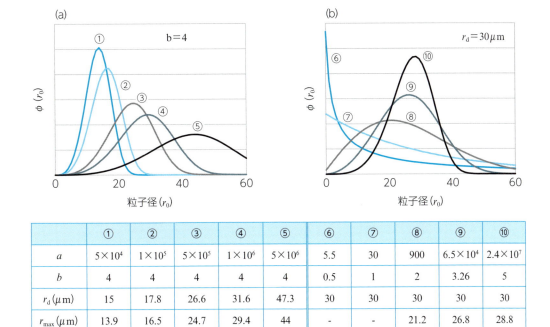

	①	②	③	④	⑤	⑥	⑦	⑧	⑨	⑩
a	5×10^4	1×10^5	5×10^5	1×10^6	5×10^6	5.5	30	900	6.5×10^4	2.4×10^7
b	4	4	4	4	4	0.5	1	2	3.26	5
$r_d(\mu m)$	15	17.8	26.6	31.6	47.3	30	30	30	30	30
$r_{max}(\mu m)$	13.9	16.5	24.7	29.4	44	-	-	21.2	26.8	28.8

図3-3-2　Weibull分布パターン

が1を超えるとr_{max}が現れ，bの増加とともに分布の幅は狭まり，r_{max}は長粒子径側に変化していく。

なお，$b = 3.26$の時，分布はr_{max}を中心に左右対称となり正規分布に近似できる（→P88）。

3-3-1-2　対数正規分布関数

対数正規分布は粒子径の対数が正規分布を示す確率密度関数であり，3−3・9式で示される。

$$\phi(r_0) = \frac{1}{\sqrt{2\pi}\cdot\sigma\cdot r_0}\exp\left\{-\frac{(\ln r_0 - \ln\mu)^2}{2\sigma^2}\right\} \qquad (3-3\cdot9)$$

（→P172）

ここでμは幾何平均径をσは幾何標準偏差を示す。また，ピーク値を与えるモード径をr_{max}とすると

$$\frac{d\phi(r_{max})}{dr_{max}} =$$

$$\frac{1}{\sqrt{2\pi}\cdot\sigma\cdot r_{max}{}^2}\exp\left\{-\frac{(\ln r_{max} - \ln\mu)^2}{2\sigma^2}\right\}\left(1-\frac{\ln r_{max}-\ln\mu}{\sigma^2}\right) = 0 \qquad (3-3\cdot10) \quad (→P144)$$

3−3・10式より

$$r_{max} = \exp(\ln\mu - \sigma^2) \qquad (3-3\cdot11)$$

μ，σが粒度分布パターンに及ぼす影響を図3-3-3に示す（→P172）。ここで左図(a)は$\mu = 20\,\mu m$と固定し，σを変化した結果を示したものであるが，σの増加とともに分布の幅は広くなり，r_{max}は短粒子径側に変化していく。右図(b)はσを0.4と固定し，μを変化させた結果を示したものである。μの増加とともに分布の幅は広くなり，r_{max}は長粒子径側に変化していく。

3-3 粒度分布を考慮した溶解（多分散多粒子系における溶解） 67

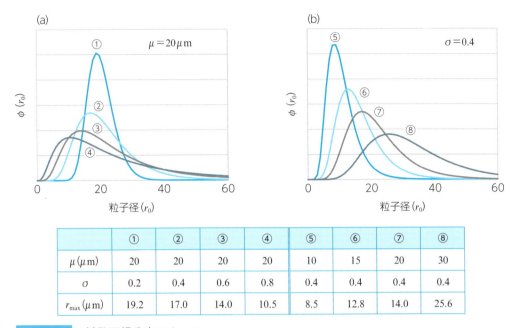

図3-3-3　対数正規分布パターン

3-3-2　粒度分布データの確率密度関数への当てはめ

　確率密度関数 $\phi(r_0)$ の値は単一の粒子径を有する粒子の存在確率であり実測することはできない。固体医薬品の製剤化において得られるデータは粒子径のある範囲内における存在比率であり，本項においては，これらの実測可能なデータより，確率密度関数のパラメーターを決定する手法について説明する。

3-3-2-1　Weibull分布関数への当てはめ

　今，粒子径 r_0 以下の粒子の存在比率を $P(r_0)$ とすると3-3・5式より

$$P(r_0) = 1 - \exp\left(-\frac{r_0^b}{a}\right) \qquad (3-3\cdot 12)$$

3−3·12式を変換して対数を2回とると

$$\ln \cdot \ln \frac{1}{\{1-P(r_0)\}} = b \cdot \ln r_0 - \ln a \qquad (3-3\cdot13) \quad \rightarrow P144$$

すなわち，3−3·13式の左辺の値を各粒子径で計算し，それを粒子径の対数に対しプロットすると直線性を示し，その回帰直線の傾きがb，y−切片が$-\ln a$となり，a，bが定まり，目的とする確率密度関数を求めることができる。以下に実例をあげて説明する。表3-3-1の1列目は粒子径r_0を，2列目はr_0以下の粒子の全体に対する比率$P(r_0)$の実測値を，3列目はr_0の対数を，4列目は3−3·13式の左辺の値を求めた結果を示している。

この3列目の値をX軸に4列目の値をY軸に設定し，プロットした結果を図3-3-4に示す（→P168）。XとYの間には直線関係が認められ，このデータを直線回帰することでa，bの値を求めた。なお，ここでは，全データを使用した場合と$P(r_0)$値が0.1から0.9（r_0が10から50μm）の範囲のデータを使用した場合について解析した。シェープパラメーター（b）はともに1.89と同様であったが，スケールパラメーター（a）は全データを用いた場合と，0.1から0.9の間の$P(r_0)$を用いた場合では，各々812，665と異なった。

直線回帰より得られたa，bを3−3·12式に代入し求めた回帰曲線と実測値の関係を図3-3-5に示す。

実測値をWeibull分布関数に回帰する場合には，累積比率（$P(r_0)$）が0.1以下や0.9以上の粒子径データは削除しても本質的な誤差は生じず，逆にこれらのデータを加えると実測値との誤差が広がることがわかる。

表3-3-1 　粒度分布の確率密度関数への回帰法

$r_0(\mu m)$	$P(r_0)$	$\ln r_0$	$\ln \cdot \ln[1/\{1-P(r_0)\}]$
4	0.010	1.39	−4.60
6	0.040	1.79	−3.20
10	0.102	2.30	−2.23
20	0.398	3.00	−0.68
30	0.602	3.40	−0.08
40	0.805	3.69	0.49
50	0.900	3.91	0.83
70	0.952	4.25	1.11
100	0.992	4.61	1.57

3-3 粒度分布を考慮した溶解（多分散多粒子系における溶解） 69

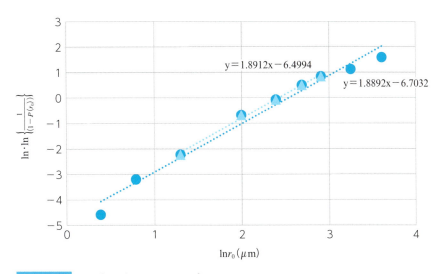

図3-3-4 粒度分布のWeibullプロット

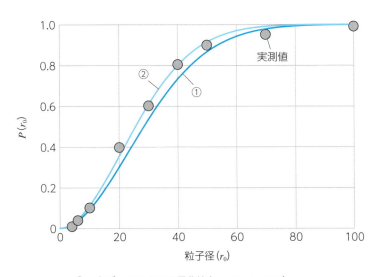

① 全データによる回帰曲線（$a=812,\ b=1.89$）
② 0.1 から 0.9 のデータによる回帰曲線（$a=665,\ b=1.89$）

図3-3-5 直線回帰による誤差（Weibull分布関数）

　図3-3-6は市販のWeibull確率紙を使用した解析例であるが，縦軸の目盛は0.5（ここでは50％）を中心に相対幅が広がっていく．すなわち，$P(r_0)$値が0.5（50％）より乖離すればするほど，実測値と直線回帰式より求めた計算値の誤差は過大評価されることになる．よって，Weibull分布への直線回帰により，粒度分布を関数化する場合，累積比率（$P(r_0)$）が0.1から0.9の間のデータを使用することが望ましい．

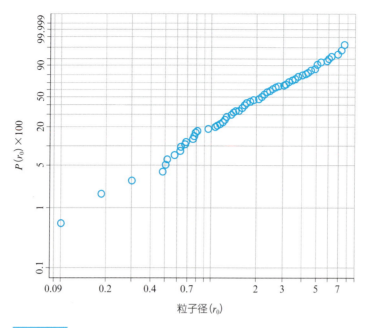

図3-3-6 Weibull確率紙

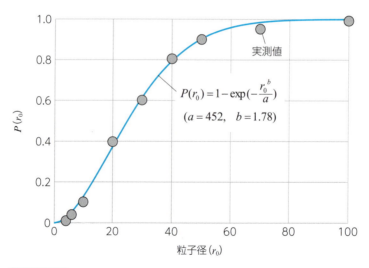

図3-3-7 非線形最小二乗法による誤差（Weibull分布関数）

ところで現在では，コンピューターの高精度化に伴い，数値演算ソフトが容易に利用できるようになった。エクセルのアドインに組み込まれている最適化分析ツールである「ソルバー」を用いて非線形最小二乗法により，表3-3-1に示した粒度分布のWeibull分布パラメーターの最適解（$a=452$，$b=1.78$）を求めた（→P177）。非線形最小二乗法により求めた回帰曲線と実測値の関係を図3-3-7に示す。図3-3-5の直線回帰の結果と比較し，実測値と回帰曲線はさらに，よく一致した。

3-3-2-2　対数正規分布関数への当てはめ

今，粒子径r_0を3−3·14式で示すZの関数として表記すると粒子径r_0以下の粒子の存在比率$P(r_0)$は3−3·15式で示される。

$$Z = \frac{\ln r_0 - \ln \mu}{\sigma} \qquad (3-3\cdot14)$$

$$P(r_0) = \int_0^{r_0} \phi(r_0) dr_0 = \frac{1}{\sqrt{2\pi}} \int_{-\infty}^{Z} \exp(-\frac{Z^2}{2}) dZ \qquad (3-3\cdot15) \quad (\rightarrow P172)$$

ここで，もし，実測可能な粒子径r_0以下の粒子の存在比率($P(r_0)$)より3−3·15式の逆関数の解としてZを求めることができれば，3−3·14式よりZと$\ln r_0$の間には直線関係が成り立ち，その傾きとy−切片より，σ，μを決定することができる(図3-3-8)。ところで，3−3·15式は$\sigma=1$，$\mu=0$の正規分布であり，これについては$\phi(r_0)$よりZを算出する数値演算ソフトが開発されている。ここでは「ソルバー」を使用してZを求め，$\ln r_0$との直線関係より，σ，μを決定する方法について説明する(→P172)。なお，粒度分布のデータは表3-3-1と同様のものを使用した。

「ソルバー」を使用して得られたZの値を表3-3-2に，Zを$\ln r_0$に対し，プロットした結果ならびにその回帰直線を図3-3-9に示す。なお，対数正規分布関数においても，Weibull分布

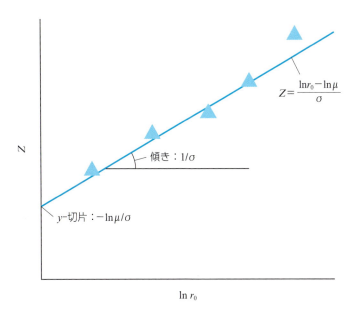

図3-3-8　粒度分布の対数正規プロット

表3-3-2　ソルバーによるZ値の算出

$r_0(\mu m)$	$P(r_0)$	$\ln r_0$	Z
4	0.010	1.386294	−2.32635
6	0.040	1.791759	−1.75069
10	0.102	2.302585	−1.27024
20	0.398	2.995732	−0.25853
30	0.602	3.401197	0.258527
40	0.805	3.688879	0.859617
50	0.900	3.912023	1.281552
70	0.952	4.248495	1.664563
100	0.992	4.60517	2.408916

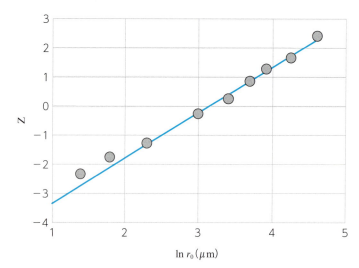

$P(r_0)$ が 0.1 から 0.9 の間のデータによる回帰式：$Z = 1.56 \ln r_0 − 4.92$
$\sigma = 0.641$　　$\mu = 23.4$

図3-3-9　粒度分布の対数正規プロット(2)

関数と同様に，$P(r_0)$ 値が0.5（50％）より乖離すればするほど，実測値と直線回帰式より求めた計算値の誤差は過大評価されることになるため，累積比率（$P(r_0)$）が0.1から0.9の間のデータを使用して直線回帰した。その結果，図3-3-9に示すように，最適解として，$\sigma = 0.641$，$\mu = 23.4$ が得られ，この値を3-3・15式に代入して求めた回帰曲線と実測値との関係を図3-3-10に示す。Weibull分布と同様に対数正規分布においても，回帰式と実測値はよく一致した（→P175）。

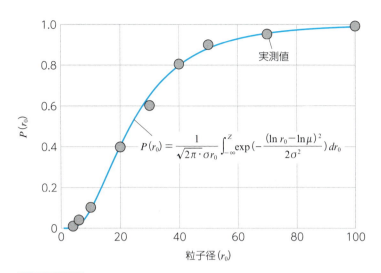

図3-3-10　直線回帰による誤差（対数正規分布関数）

3-3-3　多分散多粒子系溶解速度式[11]

　医薬品原末は溶解とともに個々の粒子径が減少するため，粒度分布も変化していく。初期ならびに時間 t における粒度分布の確率密度関数を $\phi(r_0)$，$\phi(r)$ とすると，初期薬物重量（W_0）ならびに時間 t において溶解していない薬物の重量（W）は下式で示される。

$$W_0 = N_0 \cdot \int_0^\infty w_0(r_0) \cdot \phi(r_0) dr_0 \qquad (3-3\cdot16)$$

$$W = N \cdot \int_0^\infty w(r) \cdot \phi(r) dr \qquad (3-3\cdot17)$$

N_0：初期の粒子数　　N：時間 t における粒子数
$w(r_0)$：初期粒子径 r_0 の粒子重量　　$w(r)$：時間 t における粒子径 r の粒子重量

この2つの式の積分部分は各時間における粒子重量の期待値（平均値）を示す。今，粒子が球形でsink条件下においては，3-2·8および3-2·9式より

$$w(r_0) = \frac{\pi r_0^3 \rho}{6} \quad (3-3\cdot18) \qquad w(r) = \frac{\pi (r_0 - K\cdot t)^3 \rho}{6} \quad (3-3\cdot19)$$

ここでρは粒子密度である。ところで，3-2·6式より，粒子が球形の場合，sink条件下においては，初期粒子径に関係なく粒子径減少速度定数Kで溶解していくことになる。その様子を図3-3-11に示す。初期粒子径のうち，最も小さい粒子径を$r_{0(S)}$，最も大きい粒子径を$r_{0(L)}$とすると，この条件を満たした場合，粒度分布はその形状を変えることなく，短粒子径側に移行し，$t = r_{0(S)}/K$の時，初期粒子径$r_{0(S)}$であった粒子が溶解により消失し，時間の経過とともに，初期粒子径$K\cdot t$の粒子が消失していき，$t = r_{0(L)}/K$の時，すべての粒子が消失し，溶解が完了することになる。

この時，粒子数の減少率（N/N_0）は下式で示される。

$$\frac{N}{N_0} = \frac{\int_{R_1}^{R_2} \phi(r_0) dr_0}{\int_{r_{0(S)}}^{r_{0(L)}} \phi(r_0) dr_0} \quad (3-3\cdot20)$$

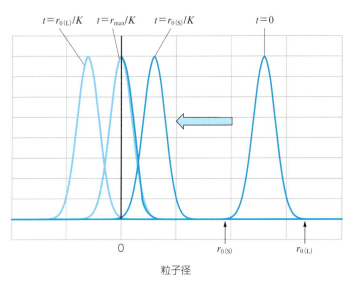

図3-3-11　球形粒子の溶解過程における粒度分布変化（sink条件下）

3-2・20式において，R_1，R_2は時間tにおいて存在する最小粒子，最大粒子の初期の粒子径であり，時間の経過とともに，次のように変化する。

$$
\left.
\begin{array}{lll}
t < r_{0(S)} / K \text{の時}: & R_1 = r_{0(S)} & R_2 = r_{0(L)} \\
r_{0(S)} / K \leq t < r_{0(L)} / K \text{の時}: & R_1 = K \cdot t & R_2 = r_{0(L)} \\
t \geq r_{0(L)} / K \text{の時}: & R_1 = r_{0(S)} & R_2 = r_{0(L)}
\end{array}
\right\} \quad (3-3\cdot21)
$$

さらに3−3・16，3−3・17式は次式に変換される。

$$
W_0 = \frac{N_0 \cdot \displaystyle\int_{r_{0(S)}}^{r_{0(L)}} W(r_0) \cdot \phi(r_0) dr_0}{\displaystyle\int_{r_{0(S)}}^{r_{0(L)}} \phi(r_0) dr_0} \quad (3-3\cdot22)
$$

$$
W = \frac{N \cdot \displaystyle\int_{R_1}^{R_2} W(r) \cdot \phi(r_0) dr_0}{\displaystyle\int_{R_1}^{R_2} \phi(r_0) dr_0} \quad (3-3\cdot23)
$$

今，溶解率をYとすると

$$
Y = 1 - \frac{W}{W_0} \quad (3-3\cdot24)
$$

3-3・18，3−3・19，3−3・20，3−3・22，3−3・23式を3−3・24式に代入すると，

$$
Y = 1 - \frac{\displaystyle\int_{R_1}^{R_2} (r_0 - K \cdot t)^3 \cdot \phi(r_0) dr_0}{\displaystyle\int_{r_{0(S)}}^{r_{0(L)}} r_0^3 \cdot \phi(r_0) dr_0} \quad (3-3\cdot25)
$$

3−3・25式は初期粒度分布を考慮した多分散多粒子系の溶解速度式である。

3-3-4 Weibull分布を示す医薬品原末の溶解パターン

3−3・4式の$\phi(r_0)$を3−3・25式に代入することにより，Weibull分布を示す薬物の溶解速度式が，3−3・26式として得られる。

$$Y = 1 - \frac{\int_{R_1}^{R_2} (r_0 - K \cdot t)^3 \cdot r_0^{b-1} \cdot \exp(-\frac{r_0^b}{a}) dr_0}{\int_{r_{0(S)}}^{r_{0(L)}} r_0^{b+2} \cdot \exp(-\frac{r_0^b}{a}) dr_0} \qquad (3-3 \cdot 26)$$

また，溶解に伴う粒子数の減少速度式は3−3・4式の$\phi(r_0)$を3−3・20式に代入することにより，3−3・27式で求められる。

$$\frac{N}{N_0} = \frac{\exp(-\frac{R_1^b}{a}) - \exp(-\frac{R_2^b}{a})}{\exp(-\frac{r_{0(S)}^b}{a}) - \exp(-\frac{r_{0(L)}^b}{a})} \qquad (3-3 \cdot 27)$$

次に平均粒子径(r_{av})は等しいが，粒度分布幅の異なる原末の溶解速度ならびに粒子数減少速度を比較した。Weibull分布における平均粒子径(期待値)は3−3・28式で示される。

$$r_{av} = \frac{\int_{r_{0(S)}}^{r_{0(L)}} r_0 \cdot \phi(r_0) dr_0}{\int_{r_{0(S)}}^{r_{0(L)}} \phi(r_0) dr_0}$$

$$= \frac{b \cdot \int_{r_{0(S)}}^{r_{0(L)}} r_0^b \cdot \exp(-\frac{r_0^b}{a}) dr_0}{a \cdot \{\exp(-\frac{r_{0(S)}^b}{a}) - \exp(-\frac{r_{0(L)}^b}{a})\}} \qquad (3-3 \cdot 28)$$

3−3・28式において，r_{av}は400μmと一定にし，bを2，3，4，5，6と設定した時のaの値を逆関数の解(→P152)として求めた。なお，初期における最小粒子径($r_{0(S)}$)は0μm，最大粒子径($r_{0(L)}$)は1,000μmとした。その結果を，3−3・8式より求めたr_{max}の値とともに表3-3-3に示す。

また，表3-3-3のパラメーターを3−3・4式に代入し求めた$r_{av}=400\mu$mの粒度分布パターン

3-3 粒度分布を考慮した溶解（多分散多粒子系における溶解）

表3-3-3 Weibull分布関数パラメーター（r_{av}=400μm）

	①	②	③	④	⑤
a	2.09×10^5	8.99×10^7	3.79×10^{10}	1.57×10^{13}	6.40×10^{15}
b	2	3	4	5	6
$r_{max}(\mu m)$	323	391	411	417	418

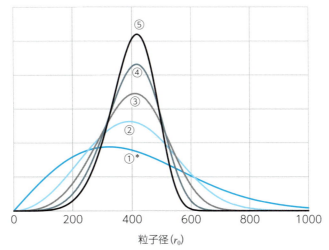

＊：符号は表3-3-3に対応

図3-3-12 平均粒子径が等しいWeibull型粒度分布（r_{av}=400μm）

を図3-3-12に示す。b値が大きくなるに従って分布はシャープになり、r_{max}の値は長粒子径側に移行した。

表3-3-3のパラメーターを3-3・26式に代入して求めた溶解パターンを図3-3-13に示す。なお、ここでは、3-2・6式中の粒子径減少速度定数Kを5μm/minとした。平均粒子径は等しくても、粒度分布の幅が異なる場合、その幅が狭いほど、溶解速度は増加した。

表3-3-3のパラメーターを3-3・27式に代入して求めたr_{av}=400μm、K=5μm/minの粒子数減少パターンを図3-3-14に示す。図3-3-12より分布の幅が広いほど、小粒子が多くなるため、粒子数の減少速度は増大した。次に粒度分布の下限と上限が溶解速度に与える影響を調べるため、図3-3-12において、最も粒度分布の幅が大きかった①について、図3-3-15に示すように、下限を100μm、200μm、300μmと切断した場合、および上限を1,000μm、900μm、800μm、700μmと切断した場合の溶解パターンおよび粒子数減少パターンを求めた。なお、図3-3-15には、切断した粒度分布の平均粒子径r_{av}を3-3・28式より求めた結果もあわせて示す。下限を

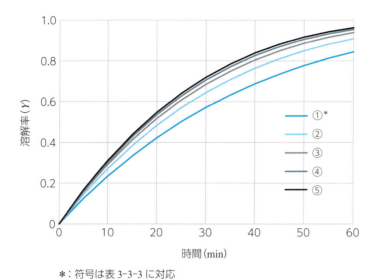

＊：符号は表 3-3-3 に対応

図3-3-13 平均粒子径が等しいWeibull型粒度分布の溶解パターン（r_{av}＝400μm, K＝5μm/min）

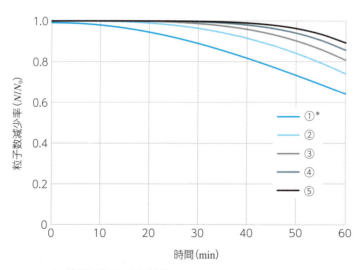

＊：符号は表 3-3-3 に対応

図3-3-14 平均粒子径が等しいWeibull型粒度分布の粒子数減少パターン（r_{av}＝400μm, K＝5μm/min）

切断した場合の溶解パターンを図3-3-16に，粒子数減少パターンを図3-3-17に示す。粒度分布のうち，小さな粒子は溶解速度にほとんど影響しないことがわかる。これは，個数基準分布における小粒子の表面積の総和は全体に対し，極めて小さいためである。一方，粒子数減少速

3-3 粒度分布を考慮した溶解（多分散多粒子系における溶解）

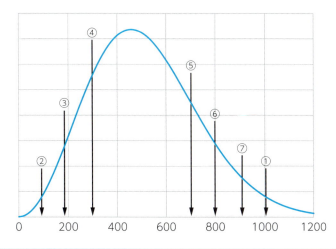

	①	②	③	④	⑤	⑥	⑦
$r_{0(s)}(\mu m)$	0	100	200	300	0	0	0
$r_{0(L)}(\mu m)$	1000	1000	1000	1000	700	800	900
$r_{av}(\mu m)$	399	416	456	512	360	380	393

図3-3-15　Weibull型粒度分布の下限，上限の切断
（$a=2.09×10^5$，$b=2$）

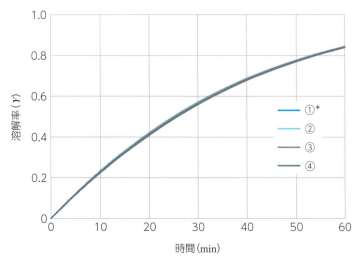

＊：符号は図3-3-15に対応

図3-3-16　粒度分布の下限が溶解速度に及ぼす影響
（$a=2.09×10^5$，$b=2$，$K=5\mu m/min$）

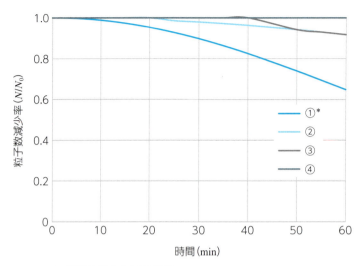

＊：符号は図3-3-15に対応

図3-3-17　粒度分布の下限が粒子数減少パターンに及ぼす影響
（$a=2.09×10^5$, $b=2$, $K=5\mu m/min$）

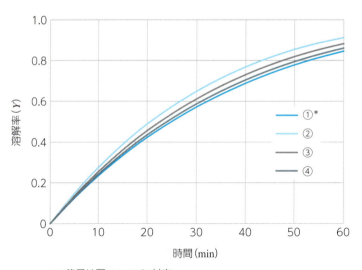

＊：符号は図3-3-15に対応

図3-3-18　粒度分布の上限が溶解速度に及ぼす影響
（$a=2.09×10^5$, $b=2$, $K=5\mu m/min$）

度は，$K=5\mu m/min$とすると，初期粒子径が$100\mu m$，$200\mu m$，$300\mu m$の粒子は，各々，20分，40分，60分で溶解により，消失し，以降，粒子径の小さいほうから徐々に消失し，粒子数が減少する。上限を切断した場合の溶解パターンを図3-3-18に，粒子数減少パターンを図3-3-19に示す。粒度分布の上限を小さくすると，溶解速度は増大する。これは，大粒子の比

3-3 粒度分布を考慮した溶解（多分散多粒子系における溶解） 81

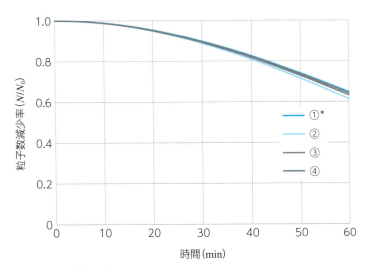

＊：符号は図 3-3-15 に対応

図3-3-19 粒度分布の下限が粒子数減少パターンに及ぼす影響
（$a=2.09×10^5$, $b=2$, $K=5\mu m/min$）

表面積が小粒子に比べ小さいため，上限を小さくすると，相対的に表面積が増大するためである。一方，粒子数減少速度については$K=5\mu m/min$の場合，700m，800μm，900μm，1,000μmの粒子は，各々，35分，40分，45分，50分から消失するため，本質的にほとんど変化しない。以上，粒度分布を有する医薬品原末では，大きな粒子の管理が溶解性，製剤の溶出性の面から重要である。

例　題

■ 例題3-1

　図3-1-2で示した静止ディスク法を用いてpH6.8リン酸緩衝液中でEthenzamide（EZ）の固有溶解速度定数（k）を測定した結果，溶解濃度は時間（min）に比例して増し，その傾きは37℃において，0.246mg/（mL·min）であった[12]。EZの溶解度（Cs）を 1.65×10^3mg/mL，固有溶解速度定数（k）を0.101cm/min，溶媒量（V）を900mLとする時，ディスクが溶液と接する表面積を求めよ。

（解）

　3-1·13式より

$$k\frac{S}{V}Cs = 0.246 \qquad S = 0.246 \times 900/\left(0.101 \times 1.65 \times 10^3\right) = 1.33\text{cm}^2$$

■ 例題3-2

　Clarithromycin（CAM）の37℃における水への溶解度は0.12mg/mLである[13]。200mgのCAMを100mLの水に添加し，撹拌したところ，30分で8mg溶解した。1時間では何mg溶解すると予測されるか。ただし，溶解中に粒子同士の凝集は起きず，完全に濡れた状態であるとする。

（解）

　100mLの水に溶けるCAMの限度量は0.12mg/mL×100＝12mg。よって溶解の過程において200mgのCAMの表面積はほとんど変化しないと考えられる。また，溶液濃度は0.08mg/mLで，non-sink条件となるため，3-1·11式を適用できる。今，3-1·11式において

$$k\frac{S}{V} = K_D（一定）とすると \qquad C = Cs\{1 - \exp(-K_D \cdot t)\}$$

よって，

$$K_D = \ln\left(\frac{Cs}{Cs-C}\right)/t = \ln\left(\frac{0.12}{0.12-0.08}\right)/30 = 3.66 \times 10^{-2}\,\text{min}^{-1}$$

1時間（60min）後の濃度は，

$$C = 0.12 \times (1 - \exp(-3.66 \times 10^{-2} \times 60)) = 0.107 \text{mg/mL}$$

溶解量は $0.107\text{mg/mL} \times 100\text{mL} = 10.7\text{mg}$

■ 例題3-3

Clarithromycin（CAM）準安定形結晶（Form Ⅰ）から安定形結晶（Form Ⅱ）への水中における結晶転移が1次反応で進行し，37℃におけるその速度定数（k_C）が

$1.0 \times 10^{-4} \text{min}^{-1}$ であると仮定する。

200mgのForm Ⅰを100mLの水に添加し，撹拌したところ，10分後の溶液濃度が0.123mg/mLであった。溶解による表面積の変化はないとした時

（1）準安定形結晶（Form Ⅰ）の溶解度（C_M）を推定せよ。

（2）溶液濃度が最大になる時間（t_{MAX}）を求めよ

（3）最大溶液濃度（C_{MAX}）を求めよ。

（4）過飽和による溶解量の増加分（Y）を求めよ。

（解）

（1）3-1・20式に，$C_S = 0.12\text{mg/mL}$，$k_D = 3.66 \times 10^{-2}\text{min}^{-1}$（ともに例題3-2より）および $k_C = 1 \times 10^{-4}\text{min}^{-1}$，$C = 0.123\text{mg/mL}$，$t = 10\text{min}$ を代入すると

$$0.123 = 0.12 \times \left\{1 - \exp(-3.66 \times 10^{-2} \times 10)\right\}$$
$$+ \frac{3.66 \times 10^{-2}(C_M - 0.12)}{3.66 \times 10^{-2} - 1 \times 10^{-4}}\left\{\exp(-1 \times 10^{-4} \times 10) - \exp(-3.66 \times 10^{-2} \times 10)\right\}$$

$$0.281 = C_M - 0.12 \quad C_M = 0.401\text{mg/mL}$$

（2）3-1・26式より

$$t_{MAX} = \frac{1}{k_D - k_C} \ln \frac{k_D C_M - k_C Cs}{k_C (C_M - Cs)} =$$

$$\frac{1}{3.66 \times 10^{-2} - 1 \times 10^{-4}} \ln \frac{3.66 \times 10^{-2} \times 0.401 - 1 \times 10^{-4} \times 0.12}{1 \times 10^{-4} \times (0.401 - 0.12)} = 171 \, min$$

（3）3-1・20式に $t = t_{MAX} = 171 \, min$ を代入すると

$$C_{MAX} = 0.12 \times \left\{ 1 - \exp(-3.66 \times 10^{-2} \times 177) \right\}$$
$$+ \frac{3.66 \times 10^{-2}(0.401 - 0.12)}{3.66 \times 10^{-2} - 1 \times 10^{-4}} \left\{ \exp(-1 \times 10^{-4} \times 171) - \exp(-3.66 \times 10^{-2} \times 171) \right\}$$
$$= 0.396 \, mg/mL$$

（4）3-1・21式より

$$Y = \frac{C_M - Cs}{k_C} = \frac{0.401 - 0.12}{1 \times 10^{-4}} = 2.81 \times 10^2 \, mg \cdot min/mL$$

例題3-4

薬物Aは球形で，その100mgは10分後に90％溶解した。薬物溶解量(C)はその溶解度(Cs)より極めて低く（sink条件），Aの密度を1.5g/cm³とする時

(1) 5分後には何％溶解すると考えられるか。

(2) Aの粒子径は溶解により，1分間に何μm減少するか。

(3) Aの固有溶解速度定数(k)を0.09cm/minとする時，Aの溶解度(Cs)を求めよ。

(4) 薬物Aが完全に溶解する時間を求めよ。

(5) 薬物Aの粒子径を求めよ。

（解）

(1) 100mg＝$10^5\mu$g　3−2・10式より

$$W_0^{\frac{1}{3}} - W^{\frac{1}{3}} = \kappa \cdot t$$

10分後に90％溶解したため，溶けずに残っているAの量(W)は$10^4\mu$g
よって

$$10^{\frac{5}{3}} - 10^{\frac{4}{3}} = \kappa \times 10 \qquad \kappa = 2.49\mu g^{\frac{1}{3}} \min^{-1}$$

今，5分後のAの量をW_5(g)とすると

$$10^{\frac{5}{3}} - W_5^{\frac{1}{3}} = 2.49 \times 5 \qquad W_5 = 3.92 \times 10^4 \mu g = 39.2 mg$$

よって5分後に溶解した量は$(100 - 39.2/100) \times 100 = 60.8\%$

(2) 今，粒子1つの初期重量をw_0，時間tにおける重量をwとすると，3−2・10式に$N_0 = 1$を代入し

$$w_0^{\frac{1}{3}} - w^{\frac{1}{3}} = \left(\frac{\rho\pi}{6}\right)^{\frac{1}{3}} \frac{2kCs}{\rho} \cdot t = \left(\frac{\rho\pi}{6}\right)^{\frac{1}{3}} K \cdot t = \kappa \cdot t$$

よって

$$\left(\frac{1.5\pi}{6}\right)^{\frac{1}{3}}K = \kappa = 2.49 \qquad K = 2.70\,\mu\mathrm{m/min}$$

(3) 濃度の単位を g/mL に合わせると

$$K = \frac{2kCs}{\rho} = \frac{2 \times 0.09 \times Cs}{1.5} = 0.12Cs = 2.70 \times 10^{-4}\,\mathrm{cm/min}$$

$$Cs = 2.25 \times 10^{-3}\,\mathrm{g/cm^3} = 225\,\mathrm{mg/mL}$$

(4) 薬物 A が完全に溶解するとき，3−2・10式の $W = 0$。 よって

$$W_0^{\frac{5}{3}} = 10^{\frac{5}{3}} = \kappa \cdot t = 2.49 \times t \qquad t = 18.6\,\mathrm{min}$$

(5) 薬物 A が完全に溶解するとき，3−2・6式の $r = 0$。 よって

$$r = r_0 - K \cdot t = r_0 - 2.70 \times 18.6 = 0 \qquad r_0 = 50.2\,\mu\mathrm{m}$$

■ 例題3-5

スケールパラメーター(a)が1000，シェープパラメーター(b)が2.5のWeibull型粒度分布について以下の問に答えよ。ただし，粒子径の単位はμmとする。

(1) その粒子径より小さな粒子の存在確率が63.2%粒子径(r_d)を求めよ

(2) 粒度分布のピーク値であるモード径(r_{max})を求めよ。

(3) 累積存在比率が50%となるメジアン径(r_{50})を求めよ。

(4) 10μmから20μmの画分の存在比率を求めよ。

（解）

(1) 3−3・6式より

$$r_d = \sqrt[b]{a} = \sqrt[2.5]{1000} = 15.8\mu m$$

(2) 3−3・8式より

$$r_{max} = \sqrt[b]{\frac{a(b-1)}{b}} = \sqrt[2.5]{\frac{1000 \times (2.5-1)}{2.5}} = 12.9\mu m$$

(3) 3−3・5式より

$$\int_0^{r_0} \phi(r_0)dr_0 = 1 - \exp(-\frac{r_{50}^{2.5}}{1000}) = 0.5$$

$$1 - \exp\left(-\frac{r_{50}^{b}}{a}\right) = 0.5 \qquad r_{50} = \sqrt[b]{-\ln 0.5 \times a} = 13.7\mu m$$

（4）粒子系20μm以下の粒子の存在比率から粒子系10μm以下の粒子の存在比率を引いた値であるため，3-3・12式より

$$10\mu\text{mから}20\mu\text{m画分の存在比率} = \left\{1-\exp\left(-\frac{20^{2.5}}{1000}\right)\right\}-\left\{1-\exp\left(-\frac{10^{2.5}}{1000}\right)\right\} = 0.562$$

■ 例題3-6

Weibull型粒度分布のシェープパラメーター（b）の値が3.26の時，左右対称の正規分布に近似できることを示せ。

（解）

正規分布ではr_{50}以下の粒子の存在比率が0.5となる。よって3-3・5式より

$$1-\exp\left(-\frac{r_{50}^{\,b}}{a}\right)=0.5 \qquad r_{50}=\sqrt[b]{-\ln 0.5\times a}$$

また，正規分布においては，モード径（$r_{\max}$）とメジアン径（r_{50}）は等しい。

$$r_{\max}=\sqrt[b]{\frac{a(b-1)}{b}}=\sqrt[b]{-\ln 0.5\times a}=r_{50}$$

$$b=\frac{1}{\ln 0.5+1}\fallingdotseq 3.26$$

第**4**章

製剤からの
医薬品の溶出

90 第4章 製剤からの医薬品の溶出

　「溶出」とは溶液中で，製剤が崩壊・解凝集する過程において医薬品が溶解していく現象であるが，その機構は，すでに説明してきた医薬品の溶解度や溶解速度，製剤中の医薬品あるいは溶媒（通常は水）の拡散を因子とする極めて複雑なものである。そこで，特に規定しない限り，以下の前提のもと，種々の製剤の溶出挙動を解析する。

- ・バルク溶液濃度（C）が薬物の溶解度（C_s）より極めて低いsink条件である。
- ・溶出過程において製剤の膨潤，収縮，侵食を受けず，拡散係数（D）が時間（t）や製剤の位置によらず一定である。
- ・医薬品の溶解速度が拡散速度より極めて速い拡散律速である。

　本章においては，製剤をその構造上よりリザーバー製剤とマトリックス製剤に大分類し，各々について製剤中の薬物が溶解状態か，分散状態か，すなわち製剤中の初期薬物濃度が溶解度より高いか，低いかを中分類し，さらに，その各々について製剤の形状を平板，球，円筒に小分類し，その溶出挙動を説明する。各製剤の概略図を図4に示す。

大分類 （構造）	リザーバー製剤					
中分類 （濃度）	製剤中の薬物濃度が溶解度より低い （溶解状態）			製剤中の薬物濃度が溶解度より高い （分散状態）		
小分類 （形状）	平板	球	円筒	平板	球	円筒
模式図	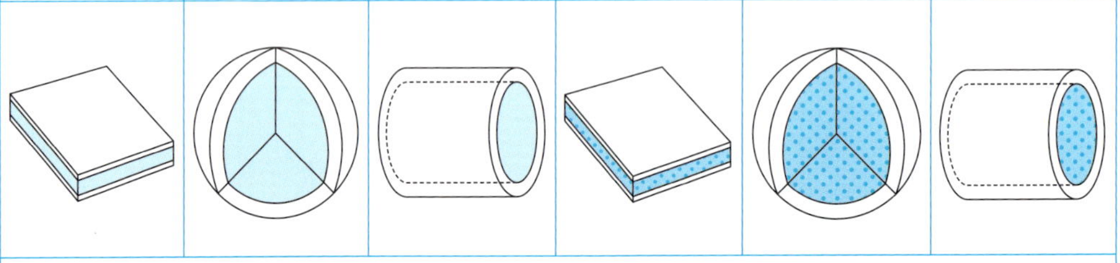					

大分類 （構造）	マトリックス製剤					
中分類 （濃度）	製剤中の薬物濃度が溶解度より低い （溶解状態）			製剤中の薬物濃度が溶解度より高い （分散状態）		
小分類 （形状）	平板	球	円筒	平板	球	円筒
模式図	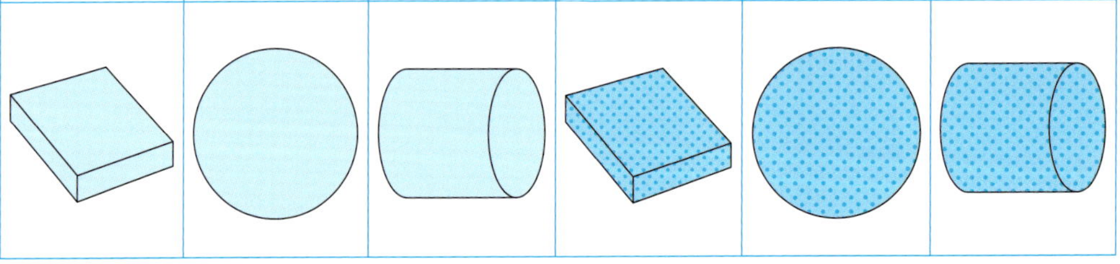					

図4 製剤の分類

4-1 リザーバー製剤からの医薬品の溶出

リザーバー製剤は，薬物と放出制御膜（通常は高分子）が完全に分離しており，膜が薬物を貯蔵する核を被った形態をしている（図4-1-1）。

4-1-1 製剤中の薬物濃度が溶解度より低い場合（溶解状態）

製剤中の薬物は添加剤との相互作用（溶解，吸着等）によって分子状態で存在したり，結晶や非晶質といった粉体として存在している。本章では，固体状態の薬物がバルク溶液に接すると瞬時に溶解し，その溶解速度は分子状態の薬物の拡散速度に比べ，はるかに速いことを前提としている。よって，製剤中の薬物が粉体，分子状態のいずれの形態で存在した場合においても，溶出速度に影響する因子の1つとして初期の製剤中の薬物濃度があげられる。初期の製剤中の薬物濃度がリザーバーへの溶解度（C_S）より低い場合，外部より膜を介し，バルク溶液が核内部に浸透し，薬物粒子を速やかに溶解させるとともに，核内の薬物は核を形成する添加剤中を分子状態で拡散していく。この溶液の製剤内部への浸透は，製剤中の薬物の拡散に比べ，はるかに速いため，式の誘導では考慮しない。

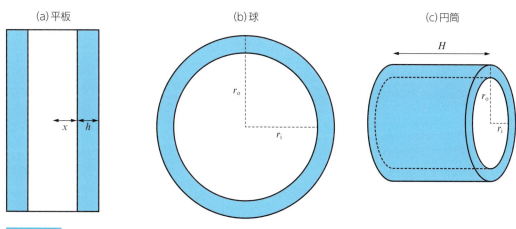

図4-1-1　リザーバー製剤

4-1-1-1　平板からの薬物の溶出

図4-1-2は縦軸を薬物濃度，横軸を核の中心からの距離とした場合の平板界面の濃度変化を図示したものである．本図は図3-1-1で示した固体表面からの拡散モデルに類似しており，膜中における濃度勾配が一定の定常状態を前提としている．第3章と同様な手法により，平板からの薬物の溶出（放出）は4-1・1式で示すことができる．

$$\frac{dC}{dt} = \frac{DS}{hV}(C_2 - C_1) \quad (4-1\cdot1)$$

ここで，D，S，h，Vはそれぞれ，拡散係数，表面積，膜の厚さ，リザーバーの体積，C_1，C_2はそれぞれ，膜-バルク溶液界面における膜側の溶解濃度，溶液側の溶解濃度であり，膜への分配係数をKとすると，次式が成り立つ．

$$\frac{C_1}{C} = \frac{C_2}{C_b} = K \quad (4-1\cdot2)$$

なお，C_bはバルク溶液濃度であるが，sink条件下においては$C_b \fallingdotseq 0$と考えることができる．4-1・2式を4-1・1式に代入すると

$$\frac{dC}{dt} = \frac{DSK}{hV}(C_b - C) \fallingdotseq -\frac{DSK}{hV}C \quad (4-1\cdot3)$$

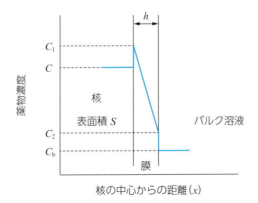

図4-1-2　平板からの薬物の溶出

4−1·3式の解を3章と同様な方法で求めると

$$C = C_T \left\{ 1 - \exp\left(-\frac{DSK}{hV} \cdot t \right) \right\} \qquad (4-1\cdot4)$$

ここで，CおよびC_Tは平板の単位体積あたり（$V=1$）の時間tまでの薬物放出量，最終薬物放出量として捉えることができるため，時間tまでの累積薬物放出量，最終累積薬物放出量を，それぞれM_t，M_∞とすると

$$\frac{M_t}{M_\infty} = \frac{CV}{C_T V} = 1 - \exp\left(-\frac{DSK}{h} \cdot t \right) \qquad (4-1\cdot5)$$

4-1-1-2 球面からの薬物の溶出

図4-1-1(b)に示すように球形核の半径r_iを，被膜した後の製剤の半径をr_oとすると4−1・4式の各定数は下記のように変換される。

まず，表面積については図4-1(b)の製剤の半径をr_iとr_oの平均値と近似すると

$$S \fallingdotseq 4\pi \left(\frac{r_o + r_i}{2} \right)^2 = \pi (r_o^2 + r_i^2 + 2r_0 r_i) \qquad (4-1\cdot6)$$

今，膜が極めて薄く，r_iとr_oの差がほとんどないと仮定すると

$$r_o^2 + r_i^2 \geq 2r_o r_i \fallingdotseq 2r_o r_i \qquad (4-1\cdot7)$$

4−1·7式を4−1·6式に代入すると

$$S = 4\pi r_o r_i \qquad (4-1\cdot8)$$

第4章 製剤からの医薬品の溶出

さらに,

$$V = \frac{4}{3}\pi r_i^3 \qquad (4-1\cdot9) \qquad\qquad h = r_o - r_i \qquad (4-1\cdot10)$$

4−1·8, 4−1·9, 4-1·10式を4−1·5式に代入すると, 球形リザーバー製剤の溶出速度が4−1·11式で求められる。

$$\frac{M_t}{M_\infty} = \frac{C}{C_T} = 1 - \exp\left\{-\frac{3r_o DK}{(r_i^2 r_o - r_i^3)}\cdot t\right\} \qquad (4-1\cdot11)$$

4-1-1-3 円筒面からの薬物の溶出

図4-1-1(c)に示すように核の断面の半径r_iを, 被膜した後の製剤の断面の半径をr_o, 円筒の長さをHとすると4−1·4式の各定数は下記のように変換される。まず, 表面積については断面積の半径をr_iとr_oの平均値と近似し, 4−1·6式を利用すると,

$$S \fallingdotseq 2\pi\left(\frac{r_o + r_i}{2}\right)H + 2\pi\left(\frac{r_o + r_i}{2}\right)^2 \fallingdotseq \pi(r_o + r_i)H + 2\pi r_o r_i \qquad (4-1\cdot12)$$

また,

$$V = \pi r_i^3 H \qquad (4-1\cdot13)$$

4−1·10, 4−1·12, 4−1·13式を4−1·5式に代入すると, 円筒リザーバー製剤の溶出速度が4−1·14式で求められる。

$$\frac{M_t}{M_\infty} = 1 - \exp\left\{-\frac{(r_i H + r_o H + 2r_i r_o)DK}{r_i^2 H(r_o - r_i)}\cdot t\right\} \qquad (4-1\cdot14)$$

4-1-2 製剤中の薬物濃度が溶解度より高い場合（分散状態）

溶出初期における製剤中の薬物濃度が溶解度より高く薬物が製剤中で分散している場合，溶液が製剤中に浸透したとしても，結晶や非晶質状態の粉体状あるいは放出制御基剤に溶解した薬物がまだ残存している。すなわち，製剤と溶液の界面では放出した薬物分子が溶解により新たに生成した薬物分子に，瞬時に置き換わる。結果として界面には常に薬物の飽和濃度（＝溶解度 C_s）の層が形成され，図3-1-1の固体表面からの拡散モデルが適用できる。

4-1-2-1 平板からの薬物の溶出

sink条件下においては，4−1·3式は下記のように変換される。ここでC_sはバルク溶液中の薬物の溶解度である。

$$\frac{dC}{dt} = \frac{DSK}{hV}(C_{s_M} - C_b) \fallingdotseq \frac{DSK}{hV}C_s \qquad (4-2\cdot1)$$

4−2·1式を時間 t について積分することにより，平板からの薬物の溶出は4−2·2式で示され，製剤中の最終薬物放出量（M_∞）に依存しない。よって

$$M_t = CV = \frac{DSKC_s}{h} \cdot t \qquad (4-2\cdot2)$$

4-1-2-2 球面からの薬物の溶出

4−1·8，4−1·10式を4−2·2式に代入すると，球形リザーバー製剤の溶出速度が4−2·3式で求められる。

$$M_t = \frac{4\pi DKC_s r_o r_i}{r_o - r_i} \cdot t \qquad (4-2\cdot3)$$

4-1-2-3　円筒面からの薬物の溶出

側面方向への溶出のみを考慮し4－2・4式が誘導されている[14]。

$$M_t = \frac{2\pi HDKCs}{\ln(r_o/r_i)} \cdot t \qquad (4-2\cdot4)$$

4-1-2-4　ラッグタイム

溶出初期のリザーバー製剤においては貯蔵されている薬物が膜を拡散し，バルク溶液に達するまでの間にラッグタイム(t_L)があり，その間，薬物は溶液中に移行しない。今，膜中の薬物の拡散速度が一定である定常状態を仮定するとt_Lは4－2・5式で示される[4]。

$$t_L = \frac{h^2}{6D} \qquad (4-2\cdot5)$$

よって，ラッグタイムを考慮した平板からの薬物の溶出は4－2・2，4－2・5式より4－2・6式となる。

$$M_t = \frac{DSKCs}{h} \cdot (t-t_L) = \frac{DSKCs}{h} \cdot t - \frac{SKCsh}{6D} \qquad (4-2\cdot6)$$

4-2 マトリックス製剤からの医薬品の溶出

　薬物と放出制御膜が分離しておらず，放出制御成分中に薬物が均一に分散している製剤をマトリックス製剤（あるいはmonolithic製剤）という（図4-2-1）。薬物が粉体の状態で存在した場合，溶解した後は空隙になり，拡散係数（D）が時間（t）や製剤の位置によらず一定（定常状態）ではなくなり，機構論的解析（mechanistic analysis）が困難となる。ここでは，薬物が分子状態で均一に分散しており，溶出過程において製剤中で空隙の生成や侵食により，拡散係数（D）が変化しないことを前提に解析する。

4-2-1　製剤中の薬物濃度がバルク溶液中における溶解度より低い場合

　Crank[15]とVergnaud[16]はその著書の中で，2-1・11式で示したFickの第2法則の式より各形状における溶出速度式を誘導している。解の誘導が複雑であるため，得られた結果のみを紹介する。ここで，M_t，M_∞は時間tおよび時間∞における累積溶出（放出）量，nは0から∞の値を取り得る係数（ダミー係数），rは球あるいは円筒断面の半径，D，Hは4-1と同様に，拡散係数，円筒の長さである。

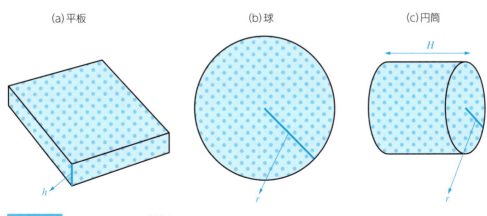

図4-2-1　マトリックス製剤

98　第4章　製剤からの医薬品の溶出

4-2-1-1　平板からの薬物の溶出速度式

$$\frac{M_t}{M_\infty} = 1 - \frac{8}{\pi^2} \sum_{n=0}^{\infty} \frac{\exp\left\{-D(2n+1)^2\pi^2 t/h^2\right\}}{(2n+1)^2} \qquad (4-2\cdot7)$$

4-2-1-2　球面からの薬物の溶出速度式

$$\frac{M_t}{M_\infty} = 1 - \frac{6}{\pi^2} \sum_{n=0}^{\infty} \frac{\exp\left(-Dn^2\pi^2 t/r^2\right)}{n^2} \qquad (4-2\cdot8)$$

4-2-1-3　円筒面からの薬物の溶出速度式

$$\frac{M_t}{M_\infty} = 1 - \frac{32}{\pi^2} \sum_{n=1}^{\infty} \frac{1}{q_n} \exp\left(-\frac{q_n^2}{r^2}Dt\right) \cdot \sum_{p=0}^{\infty} \frac{1}{(2p+1)^2} \cdot \exp\left\{-\frac{(2p+1)^2\pi^2}{H^2}Dt\right\} \qquad (4-2\cdot9)$$

　ここで，q_nは4−2・10式で示す0次の第一種Bessel関数の根であり，また式中の$\Gamma(x)$はガンマ関数と呼ばれ，4−2・11式に示す性質を持つ。

$$J_0(q_n) = \sum_{n=0}^{\infty} \frac{(-1)^n}{\Gamma(n+1)\Gamma(n+1)}\left(\frac{q_n}{2}\right)^{2n} = 0 \qquad (4-2\cdot10)$$

$$\Gamma(n+1) = n\Gamma(n), \quad \Gamma(1) = 1 \quad (x > 0) \qquad (4-2\cdot11)$$

4-2-2 製剤中の薬物濃度がバルク溶液中における溶解度より高い場合

この場合，機構論的解析は極めて困難になる。1963年にTakeru Higuchiは以下の前提[17]のもと，薄い軟膏基剤からの皮膚への薬物の放出をHiguchiの式[18]として誘導した。

- 軟膏基剤からの薬物の移動は皮膚内での薬物の移動は速く，軟膏基剤中での移動が律速になっている。
- 皮膚内は完全なsink条件であり，薬物濃度は無視できる。
- 放出初期の軟膏中の薬物濃度は軟膏基剤への溶解度に比べると極めて高い。
- 基剤中に分散している薬物粒子は軟膏基剤の厚みに比べると極めて小さい。
- 放出初期に薬物は軟膏基剤中に均一に分散している。
- 基剤中の薬物粒子の溶解速度は溶解した薬物の基剤中での薬物分子の拡散速度に比べ速い。
- 拡散係数(D)が時間(t)や製剤の位置によらず一定である。
- 皮膚に触れる軟膏基剤面は側面に比べ大きく，側面からの放出(edge effect)は無視できる。
- 軟膏基剤は薬物放出中に膨潤，溶解しない。

図4-2-2はHiguchiモデルを軟膏の側面から捉えた模式図である。

まず，完全なsink条件下では，軟膏基剤の溶解している薬物は皮膚に拡散していくが，その際，軟膏基剤表面の薬物の溶解は速く，流れ出た薬物は近傍の未溶解薬物粒子が溶解するこ

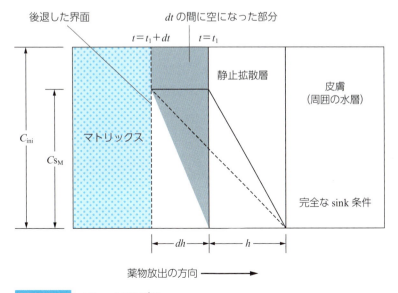

図4-2-2 Higuchiモデル

とで補われる。こうして，未溶解の薬物粒子が存在する限り，軟膏基剤中の薬物濃度は一定（すなわち，軟膏基剤中での薬物の溶解度）に保たれる。一方，軟膏基剤表面と皮膚との間に濃度勾配が存在し，この勾配に沿って薬物は拡散する。ところで軟膏基剤からの薬物の移動は皮膚内での薬物の移動は速く，軟膏基剤中での移動が律速になっているため，薬物を溶解した界面は濃度変化を受けることなく，薬物の放出とは逆方向に後退していく。今，拡散速度が界面の位置によらず一定である（擬）定常状態を仮定すると，濃度勾配は図4-2-2に示すように直線となる。

ここで，軟膏中の薬物濃度をC_{ini}，軟膏中の薬物の溶解度をCs_Mとすると，図4-2-2より，時間t_1からt_1+dtの間に界面はdhだけ軟膏の内側に後退し，その間，青色で示した台形部分のマトリックスの薬物が空になり，放出され，皮膚へ移行する。よって時間tにおける累積放出量をM_t，皮膚に触れる軟膏基剤の表面積をS，後退した界面の長さをhとすると，

$$\frac{M_t}{S \cdot h} = \left(C_{ini} - \frac{1}{2}Cs_M \right) \qquad (4-2\cdot12)$$

今，dhだけ界面が後退する間の薬物放出量をdMとすると

$$\frac{dM}{S} = \left(C_{ini} - \frac{1}{2}Cs_M \right)dh \qquad (4-2\cdot13)$$

一方，2-1・4式のFickの第1法則より

$$J_x = -\frac{1}{S}\frac{dM}{dt} = -D\frac{dC}{dx} = -D\frac{Cs_M}{h} \qquad (4-2\cdot14)$$

4-2・13，4-2・14式より

$$\frac{dM}{S} = \left(C_{ini} - \frac{1}{2}Cs_M \right)dh = D\frac{Cs_M}{h}dt \qquad (4-2\cdot15)$$

よって

$$(2C_{ini} - Cs_M)hdh = 2DCs_Mdt \qquad (4-2\cdot16)$$

4−2·16式の両辺を積分すると

$$\int_0^h (2C_{ini} - Cs_M)hdh = \frac{(2C_{ini} - Cs_M)h^2}{2} = 2DCs_Mt \qquad (4-2\cdot17)$$

4−2·17式をhについて解くと

$$h = 2\sqrt{\frac{DCs_Mt}{2C_{ini} - Cs_M}} \qquad (4-2\cdot18)$$

4−2·18式を4−2·12式に代入すると単位表面積あたりの薬物放出量は

$$\frac{M_t}{S} = \sqrt{(2C_{ini} - Cs_M)DCs_Mt} \qquad (4-2\cdot19)$$

4−2·19式はHiguchiの式と呼ばれ，薬物放出量は時間の平方根に比例することになる。また，$C_{ini} \gg Cs_M$の場合は，4−2·19式は次式となる。

$$\frac{M_t}{S} = \sqrt{2C_{ini}DCs_Mt} \qquad (4-2\cdot20)$$

第4章　製剤からの医薬品の溶出

さらに，時間tにおける各々の放出速度は4-2·21式，4-2-22式(→P138)で示され，放出速度は時間tの平方根に反比例することになる。

$$\frac{dM_t}{dt} = S\sqrt{\frac{(2C_{ini} - Cs_M)DCs_M}{4t}} \qquad (4-2·21)$$

$$\frac{dM_t}{dt} = S\sqrt{\frac{C_{ini}DCs_M}{2t}} \qquad (4-2·22)$$

また，マトリックスから薬物が周囲の水層に放出される場合，溶液中での溶解度をCs，マトリックス基剤と溶液との分配係数をKとすると

$$Cs_M = KCs \qquad (4-2·23)$$

4-2·23式を4-2·19式に代入するとHiguchiの式は4-2·24式に変換される。

$$\frac{M_t}{S} = \sqrt{(2C_{ini} - KCs)DKCst} \qquad (4-2·24)$$

4-3 分解を伴う製剤からの薬物の溶出

医薬品の中には溶液中での安定性が悪く，生体内あるいは溶出試験中において分解を伴う溶出挙動を示すものがある。本節においてはその速度論的解析と応用について説明する。

4-3-1 製剤中の薬物の分解速度の解析[19]

溶液中での安定性の低い薬物を含有する製剤は，製剤の溶出と溶出した薬物の分解が同時に進行する。一般に固体状態における薬物の分解は複雑で単純な一次反応として解析することは困難であろう。一方，体内や溶出試験中の溶解した状態（分子状態）で存在する薬物は，基本的には，酸塩基触媒による擬一次反応で分解が進行する。また，溶出速度については薬物の表面積の変化により影響を受けるが，しかしここでは，溶出速度も一次反応で進行するとして，図4-3-1で模式的に示す逐次反応で解析した。ここで K_{dis}，K_{dec} は製剤の溶出速度定数と製剤中の薬物の分解速度定数である。また，S は溶出していない薬物の比率で $t=0$ の時に1，時間 t で S の値を取り，Q は分解していない薬物の溶出率で $t=0$ の時に0，時間 t で Q の値をとる。

図4-3-1のS，Qの微分方程式を求めると

$$\frac{dS}{dt} = -K_{dis}[S] \quad (4-3\cdot1) \qquad \frac{dQ}{dt} = K_{dis}[S] - K_{dec}[Q] \quad (4-3\cdot2)$$

上記の連立微分方程式は「5-4 有効表面積の速度論的解析（→P124）」の5-4・1，5-4・2式と同一であるため，同様のLaplace変換（→P146）により解くと

$$Q = \frac{K_{dis}}{K_{dec} - K_{dis}} \{\exp(-K_{dis} \cdot t) - \exp(-K_{dec} \cdot t)\} \quad (4-3\cdot3)$$

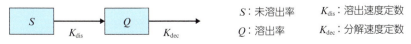

図4-3-1 原薬の分解を伴う溶出モデル

S：未溶出率　　K_{dis}：溶出速度定数
Q：溶出率　　　K_{dec}：分解速度定数

4−3·1式よりSを求めると

$$S = \exp(-K_{dis} \cdot t) \quad (4-3\cdot4) \quad (\to P145)$$

今，分解を伴わない場合の溶出率をQ_{nor}とすると$S+Q_{nor}=1$となるため，

$$Q_{nor} = 1 - \exp(-K_{dis} \cdot t) \quad (4-3\cdot5)$$

よって，時間tにおける分解率DはQ_{nor}からQを引いた値になり，

$$\begin{aligned}D &= Q_{nor} - Q \\ &= 1 - \exp(-K_{dis} \cdot t) - \frac{K_{dis}}{K_{dec} - K_{dis}} \{\exp(-K_{dis} \cdot t) - \exp(-K_{dec} \cdot t)\}\end{aligned} \quad (4-3\cdot6)$$

分解を伴う薬物の溶出率と分解率の関係を図4-3-2に示す。

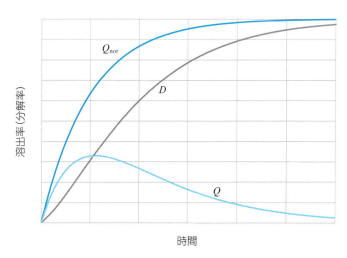

分解を伴わない溶出率$(Q_{nor}) = 1 - \exp(-K_{dis} \cdot t)$
分解を伴う溶出率$(Q) = \dfrac{K_{dis}}{K_{dec} - K_{dis}} \{\exp(-K_{dis} \cdot t) - \exp(-K_{dec} \cdot t)\}$
分解率$(D) = Q_{nor} - Q$

図4-3-2　分解を伴う製剤の溶出率と分解率の関係

4-3-2　ケーススタディ(クラリスロマイシンの胃内での安定化)[19]

　クラリスロマイシン(CAM)は本邦で開発された14員環マクロライド系抗生物質で広範な抗菌スペクトルを有するため、呼吸器系や皮膚、耳鼻科領域の感染症あるいは*Helicobacter pylori*除菌のfirst choiceとして、医療現場において広く使用されている。本品は、低pH条件下で不安定であるが、塩酸溶液等、ある種の有機酸中でゲルを形成するため、服用した場合、胃内で放出が制御され、分解を防ぐことが考えられる。市販の錠剤につき各種濃度の塩酸溶液中における溶出試験を実施した結果を図4-3-3に示す。pH1.0ではまったく溶出せず、pH1.2からpH2.0にかけて分解を伴う溶出パターンを示し、pH3.0以上において分解を伴わない通常の溶出パターンとなった。

　本現象につき、速度論的解析を試みた。溶液状態におけるCAMの分解が一次反応で進行すると仮定するとCAMの残存率(R)の経時変化は4-3・7式で、分解率は4-3・8式で示される。

$$R = \exp(-K_{dec} \cdot t) \quad (4-3\cdot7) \qquad D = 1 - \exp(-K_{dec} \cdot t) \quad (4-3\cdot8)$$

　図4-3-4は塩酸溶液中に溶解した状態でのCAMの分解パターンを示している。pHの低下とともに安定性は急激に低下した。この実測値を4-3・7式に回帰させ、各pHにおける分解速度定数(K_{dec})を算出した。また、非線形最小二乗法により、図4-3-3に示した溶出試験実測値を4-3・6式に回帰させ、各種濃度塩酸溶液中における溶出速度定数(K_{dis})を算出した。なお、K_{dec}は溶液中で求めた値を使用した。

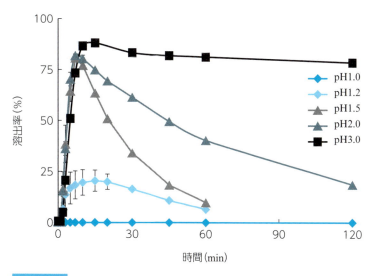

図4-3-3　市販CAM錠の塩酸溶液中における溶出試験

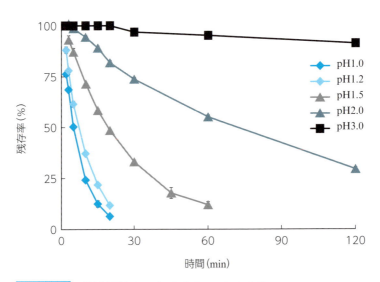

図4-3-4　塩酸溶液中におけるCAMの安定性

次に各種濃度塩酸溶液中において求めたK_{dec}，K_{dis}とpHの関係を調べた。図4-3-5はK_{dis}，K_{dec}の対数をpHに対しプロットしたものある。A)よりK_{dec}の対数とpHの間には負の比例関係が成立し，4-3·9式が成立した。

$$\log K_{dec} = -1.13 \text{pH} + 0.30 \quad (R^2 = 0.997) \quad (4-3\cdot 9)$$

また，B)はK_{dis}の対数とpHの関係を示したものであるが，pH1.5を境にそれより低pHでは正の比例関係が，それより高pHでは負の比例関係が成立し，それぞれ，4-3·10，4-3·11式が成立した。

$$\text{pH} < 1.5\text{の時}: \log K_{dec} = +2.36\text{pH} - 4.22 \quad (R^2 = 0.999) \quad (4-3\cdot 10)$$

$$\text{pH} \geqq \text{の時}: \log K_{dec} = -0.12\text{pH} + 0.50 \quad (R^2 = 0.997) \quad (4-3\cdot 11)$$

次にこれらの関係を先ほどの溶液中，製剤中における分解速度式(4-3·8，4-3·6式)に代入し，溶液，錠剤中におけるCAMの分解パターンを時間，pHの関数として描写した。その結果を図4-3-6に示す。A)は溶液状態でのCAMの安定性を示したものであるが，pH1.0では20分後に約90%が分解しているのに対し，錠剤ではpH1.0で20分後に約20%の分解にとどま

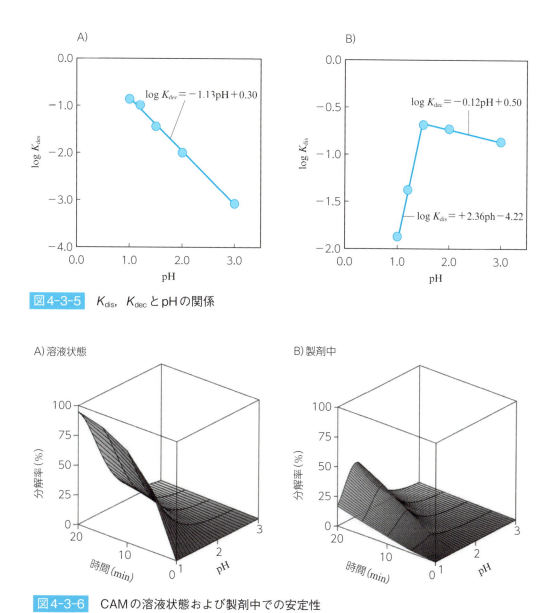

図4-3-5 K_{dis}, K_{dec} とpHの関係

図4-3-6 CAMの溶液状態および製剤中での安定性

り，また，最も分解速度が速いpH1.5においても約50%の分解となった。以上，低pH条件下におけるゲル形成が錠剤中のCAMの安定化に及ぼす影響を定量的に解析することができた。

108　第4章　製剤からの医薬品の溶出

例　題

■ 例題4-1

半径 (r_i) 10mm の核に200μmのシリコン膜を被覆した球形のリザーバー製剤がある。

(1) 底面の半径，シリコン膜の厚みおよび体積が等しい円筒形リザーバー製剤の長さ (H) を求めよ。

(2) この球形リザーバー製剤および体積と膜厚が等しい円筒形リザーバー製剤の5時間後における溶出濃度を求めよ。ただし，製剤中の薬物濃度がバルク溶液中における溶解度 (Cs) より低く，各パラメーターは以下の通りとする。

拡散係数 (D) ＝4.0×10^{-8} cm^2/sec，溶媒量 (V) ＝900mL，(Cs) ＝100μg/mL，最終薬物濃度 (C_T) ＝90μg/mL，膜への分配係数 (K) ＝4.0

（解）

(1) 4-1・8式より，球の表面積は

$$S = 4\pi r_o r_i = 4\pi(r_i + h)r_i = 4\pi \times (10 + 0.2) \times 10 = 1.28 \times 10^3 \, \mathrm{mm}^2 = 12.8 \mathrm{cm}^2$$

4-1・12式より，円筒の表面積は

$$S = \pi(r_o + r_i)H + 2\pi r_0 r_i = \pi(10.2 + 10) \times H + 2\pi(10.2 \times 10) = 1.28 \times 10^3 \, \mathrm{mm}^2$$

$$H = 10.1 \mathrm{mm} = 1.01 \mathrm{cm}$$

(2) 球形リザーバー製剤の溶出濃度は4-1・11式より

$$C = C_T\left[1 - \exp\left\{-\frac{3r_o DK}{(r_i^2 r_o - r_i^3)} \cdot t\right\}\right]$$

$$= 90 \times \left[1 - \exp\left\{-\frac{3 \times 1.02 \times 4 \times 10^{-8} \times 4}{0.02} \times 5 \times 3600\right\}\right] = 32.1 \mu g/mL$$

円筒形リザーバー製剤の溶出濃度は4−1・14式より

$$C = C_T\left[1 - \exp\left\{-\frac{(r_i H + r_o H + 2r_i r_o)DK}{r_i^2 H(r_o - r_i)} \cdot t\right\}\right]$$

$$= 90 \times \left[1 - \exp\left\{-\frac{1 \times 1.01 + 1.02 \times 1.01 + 2 \times 1 \times 1.02) \times 4.0 \times 10^{-8} \times 4}{1^2 \times 1.01 \times (1.02 - 1)} \times 5 \times 3600\right\}\right]$$

$$= 39.7 \mu g/\mathrm{mL}$$

■ 例題4-2

半径(r_i)が10mmの球形のリザーバー製剤に高分子膜を50μm被覆したところ，2時間後の薬物溶出率は60%であった。12時間後の溶出率を80%に制御するには何μmの高分子を被覆する必要があるか。ただし，製剤中の薬物濃度がバルク溶液中における溶解度(Cs)より低いと仮定する。

（解）

膜厚をhとすると，4・11式は次式に変換される。

$$C = C_T\left[1 - \exp\left\{-\frac{3r_o DK}{(r_i^2 r_o - r_i^3)} \cdot t\right\}\right] = C_T\left[1 - \exp\left\{-\frac{3(r_i + h)DK}{r_i^2 h} \cdot t\right\}\right]$$

ここで$\dfrac{3DK}{r_i^2} = \alpha$とすると

$$C = C_T\left[1 - \exp\left\{-\frac{(r_i + h)}{h}\alpha \cdot t\right\}\right]$$

上式に$r_i = 1$cm，$h = 5.0 \times 10^{-3}$cm，$C/C_T = 0.6$，$t = 2 \times 3600$secを代入すると

$$\alpha = 6.33 \times 10^{-7}\,\mathrm{sec}^{-1}$$

12時間後の溶出率が80%になる膜厚をh_{12}とすると

$$0.8 = \frac{C}{C_T} = 1 - \exp\left\{-\frac{(r_i + h)}{h}\alpha \cdot t\right\} = 1 - \exp\left\{-\frac{(1 + h_{12})}{h_{12}} \times 6.33 \times 10^{-7} \times 12 \times 3600\right\}$$

上式を解くと

$$h_{12} = 1.73 \times 10^{-2}\mathrm{cm} = 173\,\mu\mathrm{m}$$

■ 例題4-3

表面積10cm²の平板に薬物が均一に分散している。この平板に厚さ0.60cmの高分子を被覆し，37℃の水溶液中で透過実験を実施した。累積透過量と時間の関係をプロットした結果，一定時間後に直線となり，透過速度は0.9mg/min，ラッグタイムは10分であった。37℃の水溶液中における薬物の溶解度(Cs)を3mg/cm³とするとき，この薬物の水溶液と高分子膜間の分配係数(K)を求めよ。

ただし，水溶液中に透過した薬物濃度はCsに比べ極めて低いもの(sink条件)とする。また，平板の側面からの薬物の透過はないものとする。

（解）

4−2・6式より，薬物透過量(M)は

$$M_t = \frac{DSKCs}{h} \cdot (t - t_L)$$

$4-2\cdot5$式より

$$D = \frac{h^2}{6t_L} = \frac{0.6^2}{6 \times 10} = 6.0 \times 10^{-3}\,\text{cm}^2/\text{min}$$

よって

$$0.9 = \frac{DSKCs}{h} = \frac{6.0 \times 10^{-3} \times 10 \times K \times 3}{0.6} = 0.3K \qquad K = 3.0$$

■ 例題4-4

1錠中に薬物100mgを均一に含有する体積0.15cm^{3}のマトリックス製剤を調製した。4時間後までに放出される薬物量を求めよ。ただし，マトリックス中での薬物の溶解度(Cs_M)を50mg/cm^3，拡散係数(D)を1.5×10^{-3}cm^2/hrとし，Higuchiの式が成り立つものとする。

（解）

マトリックス中の全薬物濃度(C_{int})は$A = 100/0.15 = 6.67 \times 10^2\,\text{mg/cm}^3$

今，$C_{int} \gg Cs_M$となるため，$4-4\cdot2$式は以下のように簡略化できる。

$$\frac{M_t}{S} = \sqrt{2C_{ini}DCs_M t} \qquad (4-2\cdot20)$$

よって4時間までに放出される薬物量(M_4)は

$$M_4 = S \times \sqrt{2C_{ini} \cdot D \cdot Cs_M \cdot t}$$
$$= 0.15 \times \sqrt{2 \times 6.67 \times 10^2 \times 1.5 \times 10^{-3} \times 50 \times 4} = 3.00\,\text{mg}$$

第4章　製剤からの医薬品の溶出

■ 例題4-5

9時間までに単位表面積あたり0.4mgの薬物を放出するマトリックス徐放性製剤を設計したい。薬物を製剤に何mg/cm³含有させればよいか。ただし，マトリックス中での薬物の溶解度（Cs_M）を4mg/cm³，拡散係数（D）を1.2×10^{-4}cm²/hrとし，Higuchiの式が成り立つものとする。

（解）

4－2・19式より

$$\frac{M_t}{S} = \sqrt{(2C_{ini} - Cs_M) \cdot D \cdot Cs_M \cdot t} = \sqrt{(2C_{ini} - 4) \times 1.2 \times 10^{-4} \times 4 \times 9}$$

$$= \sqrt{(2C_{ini} - 4) \times 4.32 \times 10^{-3}} = 0.4$$

よって $C_{ini} = 20.5$mg/cm³

■ 例題4-6

あるマトリックス製剤の5時間後における単位表面積あたりの薬物放出速度は0.3mg/(hr·cm²)であった。12時間までに単位表面積あたり何mgの薬物を放出するか。ただし，Higuchiの式が成り立つものとする。

（解）

4－2・21式より単位表面積あたりの薬物放出速度は次式で示される。

$$\frac{dM_t}{dt} = \sqrt{\frac{(2C_{ini} - Cs_M)DCs_M}{4t}}$$

今，5時間までに放出した単位表面積あたりの薬物量を M_5 とすると

$$\frac{dM_5}{dt} = \sqrt{\frac{(2C_{ini} - Cs_M)DCs_M}{4 \times 5}} = 0.3$$

よって

$$\sqrt{(2C_{ini} - Cs_M)DCs_M} = 1.34$$

12時間までに放出した単位表面積あたりの薬物量をM_{12}とすると，4−2・19式より

$$M_{12} = \sqrt{(2C_{ini} - Cs_M) \cdot D \cdot Cs_M \cdot t} = 1.34 \times \sqrt{12} = 4.64 \text{mg}$$

第5章 有効表面積

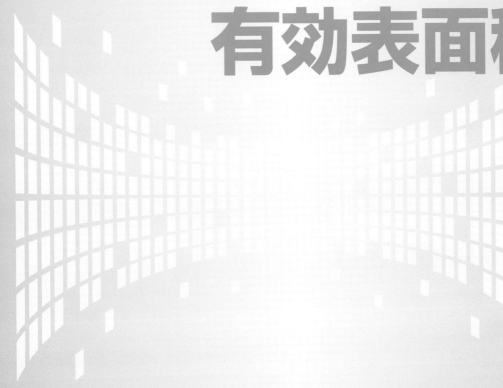

製剤からの薬物の溶出は，その有効性に大きく影響する因子であり，特に難溶性医薬品原末の製剤化に当たっては，処方あるいは製造方法の工夫によって，溶出性の優れた製剤を設計することが望まれる。第3章のNernst- Noes-Whitneyの式(3-1・6式)に示したように，固体表面からの溶解速度は，拡散係数(D)，表面積(S)，溶媒体積(V)，拡散層の厚さ(h)，溶解度(C_s)で規定される。ここでDやhは3-1・6式の固有溶解速度定数kに含まれる因子であり，温度，撹拌速度等の外的因子を一定にすれば，製剤中の薬物に固有の値と見なすことができる。またC_sもナノ粒子化しない限り，1-5で述べたように，温度が一定であれば，物質に固有な値と考えられる。ところで表面積Sは，薬物の粒子径，粒度分布，製剤の処方，製造方法，製剤の性状(崩壊性・分散性等)により変化する製剤設計に直接，影響する因子である。本章においては，製剤の溶出過程における製剤中の薬物の表面積の経時変化について説明する。

5-1 有効表面積とは

製剤の溶出過程において薬物が溶液と接する部分の表面積は図5-1-1に示すように製剤の崩壊・分散により増大し，薬物の溶解により減少する。溶出過程における薬物が溶液に接する部分の表面積が有効表面積であり，製剤の溶出性，吸収性に影響する因子である。しかし，製剤中には薬物のほかに添加剤が含まれているため，この表面積の変化を直接，測定することができないこと，有効表面積は溶出過程において刻々に変化していくこと，特に難溶性医薬品においては固体表面に空気層が存在するため，表面が完全に溶液に覆われていないこと等から，従来より，仮想的物性として捉えられてきた。

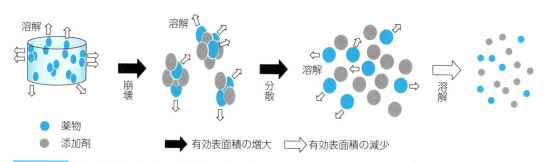

図5-1-1 溶出過程における有効表面積の経時変化

5-2

有効表面積の経時変化式 [20]

　有効表面積は時間の経過とともに変化するため，時間の関数 $S(t)$ として表記することができる。これを，3-1·10式に代入すると

$$\ln \frac{dC}{(Cs-C)} = k\frac{S(t)}{V}dt \qquad (5-2·1)$$

5-2·1式の両辺を積分すると

$$\int_0^C \frac{dC}{Cs-C} = \ln \frac{Cs}{Cs-C} = \frac{k}{V}\int_0^t S(t)dt \qquad (5-2·2)$$

$$\int_0^t S(t)dt = \frac{V}{k} \cdot \ln \frac{Cs}{Cs-C} \qquad (5-2·3)$$

　ここで5-2·3式の左辺は，溶解により薬物の表面が常に更新されていると仮定すると，時間 t までの表面積の生成量と定義できる。また，今，製剤中の薬物含量を W_0 とすると（$Cs \geqq W_0/V$），溶出の全過程で生成される表面積は5-2·4式で示される。

$$\int_0^\infty S(t)dt = \frac{V}{k} \cdot \ln \frac{Cs}{Cs-W_0/V} \qquad (5-2·4)$$

　さらに，5-2·3式を5-2·4式で割った商を $F(t)$ とすると，$F(t)$ は有効表面積の生成率として捉えられ，各時間における薬物の溶出濃度 C を測定すれば，5-2·5式より，算出可能な値となる。

$$F(t) = \frac{\int_0^t S(t)dt}{\int_0^\infty S(t)dt} = \ln \frac{Cs}{Cs-C} \bigg/ \ln \frac{Cs}{Cs-W_0/V} \qquad (5-2·5)$$

ところで，この関数 $F(t)$ には，次に示す性質がある。

$$F(0) = \frac{\int_0^0 S(t)dt}{\int_0^\infty S(t)dt} = 0 \qquad (5-2\cdot6)$$

$$F(\infty) = \frac{\int_0^\infty S(t)dt}{\int_0^\infty S(t)dt} = 1 \qquad (5-2\cdot7)$$

すなわち，$F(t)$ は $3-3\cdot1$ から $3-3\cdot3$ 式で示した累積確率密度関数として表記することができる。

$$F(t) = \int_0^t \phi(t)dt \qquad (5-2\cdot8)$$

$5-2\cdot8$ 式を $5-2\cdot5$ 式に代入し，C について解くと

$$C = Cs\left\{1 - \exp\left(-\ln(\frac{Cs}{Cs-W_0/V})\cdot\int_0^t \phi(t)dt\right)\right\} \qquad (5-2\cdot9)$$

$5-2\cdot9$ 式は有効表面積を考慮した溶出速度式となる。

また，$5-2\cdot4$ 式，$5-2\cdot5$ 式，$5-2\cdot8$ 式より

$$\frac{dF(t)}{dt} = \frac{S(t)}{\int_0^\infty S(t)dt} = \phi(t) \qquad (5-2\cdot10)$$

$$S(t) = \phi(t)\cdot\int_0^\infty S(t)dt = \frac{V}{k}\cdot\ln\frac{Cs}{Cs-W_0/V}\cdot\phi(t) \qquad (5-2\cdot11)$$

すなわち，各時間で測定した溶出濃度 C を $5-2\cdot5$ 式に代入し $F(t)$ を算出し，それらの $F(t)$ 値と最も一致する確率密度関数 $\phi(t)$ を決定し，$5-2\cdot11$ 式に代入することにより，有効表面積の経時パターンを推定することができる。推定値が妥当であるかどうかは，$5-2\cdot9$ 式より求めた理論溶出曲線と実測値の一致性により判定できる。

5-3 有効表面積経時変化の求め方

$\phi(t)$ として3−3・4式で示したWeibull分布関数を当てはめ，フルフェナム酸200mg含有錠につき，その有効表面積経時変化を求めた結果を示す．なお，溶媒としては10^{-2}(W/V)％ポリソルベート80含有pH6.8リン酸緩衝液900mL（V=900mL）を用いた．また，あらかじめ求めておいたフルフェナム酸の溶解度（Cs）は1.025mg/mL，図3-1-2の静止ディスク法により求めた固有溶解速度定数（k）は0.137cm/minであった．Weibull分布関数を当てはめた場合の有効表面積の経時変化式，溶解速度式は以下のようになる．

$$S(t) = \frac{b \cdot V}{a \cdot k} \cdot t^{b-1} \cdot \ln \frac{Cs}{Cs - W_0/V} \cdot \exp(-\frac{t^b}{a}) \qquad (5-3 \cdot 1)$$

$$C = Cs\left\langle 1 - \exp\left[-\ln \frac{Cs}{Cs - W_0/V} \cdot \left\{ 1 - \exp(-\frac{t^b}{a}) \right\} \right] \right\rangle \qquad (5-3 \cdot 2)$$

フルフェナム酸200mg含有錠の各時間における溶出濃度（C），その値を5−2・5式に代入して求めた$F(t)$および$\ln \cdot \ln(1/(1-F(t)))$の値を表5-3-1に示す．

表5-3-1　フルフェナム酸200mg含有錠の有効表面積解析
（Cs=1.025mg/mL，　V=900ｍL，　W_0=200mg）

時間（min）	C（mg/mL）	F（t）	ln（時間）	$\ln \cdot \ln(1/(1-F(t)))$
0	0	0	—	—
1	0.0053	0.021214	0.0000	−3.8424
2	0.0129	0.051828	0.6931	−2.9333
3	0.0298	0.120736	1.0986	−2.0505
5	0.0629	0.259154	1.6094	−1.2041
10	0.1200	0.509526	2.3026	−0.3391
15	0.1529	0.661062	2.7081	0.0788
20	0.1973	0.874891	2.9957	0.7317
30	0.2155	0.965876	3.4012	1.2172
40	0.2200	0.988688	3.6889	1.5000

図5-3-1 は $\ln \cdot \ln(1/(1-F(t)))$ の値を時間の対数に対しプロットしたものである（Weibull プロット）。両者には直線関係が認められ，3-3・13式より，その傾きがb，y-切片が$-\ln a$となることから，実測値の直線回帰より，$a=43.6$，$b=1.47$ の値が得られた。

この値を5-3・1式に代入することにより求めた有効表面積の経時パターンを図5-3-2に示す。有効表面積は初期において崩壊・分散により増加し，その後，溶解により減少していくことがわかる。なお，3-3・8式に，a，b の値を代入して求めた有効表面積が最大になる時間（t_{max}）は6.0分であり，この t_{max} の値を5-3・1式に代入して求めた有効表面積の最大値（S_{max}）は 97.9cm²/錠であった。

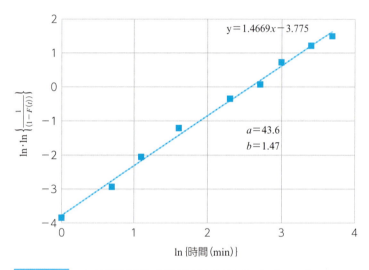

図5-3-1　有効表面積生成率（$F(t)$）の Weibull プロット

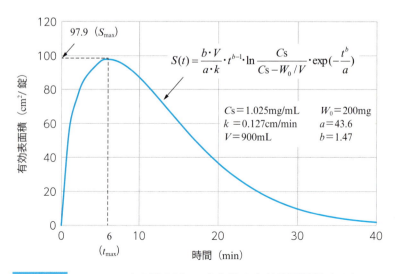

図5-3-2　フルフェナム酸200mg含有錠の有効表面積経時パターン

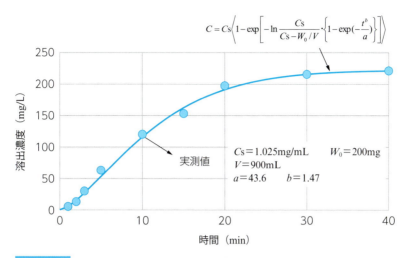

図5-3-3　フルフェナム酸200mg含有錠の溶出パターン

　図5-3-3は溶出試験の実測値と理論溶出曲線の関係を示したものである．実測値と5-3・2式で示される曲線は非常によく一致していることから，図5-3-2の有効表面積経時パターンの妥当性が確認された．

5-4 有効表面積の速度論的解析 21)

図5-1-1で示したように固体医薬品の有効表面積は，溶出過程において製剤の崩壊・分散により増大し，薬物の溶解により減少する。次にこの有効表面積の変化を速度論的に解析した。今，有効表面積の増加速度定数，減少速度定数を各々，K_h，K_dと規定すると，図5-1-1は図5-4-1で示すように簡略化したスキームで表記することが可能となる。すなわち，薬物動態学の1-コンパートメントモデルにおける吸収速度がK_hに，排泄速度がK_dに対応することになる。

ところで固体医薬品の崩壊挙動を考えた場合，膨潤型と溶解型の2つのタイプに分けることができよう。崩壊が膨潤型で進行する場合，有効表面積増加速度は，各時間における有効表面積に比例し，一次反応が適用できると考えられる。一方，崩壊が溶解型で進行する場合は，有効表面積増加速度は，各時間における有効表面積とは無関係に，時間のみに影響されることになろう。以上の仮説をたて，崩壊が両形式で進行した場合の有効表面積経時変化式を，K_h，K_dを定数として含む形で，それぞれ誘導した。

5-4-1 崩壊が膨潤型で進行する場合の有効表面積経時変化式

有効表面積の増加および減少速度が一次で進行すると仮定すると，次に示す微分方程式が成立する。

$$\frac{dA(t)}{dt} = -K_h A(t) \quad (5-4\cdot1) \qquad \frac{dS(t)}{dt} = K_h A(t) - K_d S(t) \quad (5-4\cdot2)$$

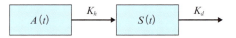

K_h：有効表面積増加速度定数
K_d：有効表面積減少速度定数
$A(t)$：時間 t における薬物（固体）の表面積
$S(t)$：有効表面積

図5-4-1 有効表面積の簡略化モデル

5−4·1式，5−4·2式をLaplace変換（→P146）すると

$$sA(s) - A_0 = -K_h A(s) \qquad (5-4\cdot3) \qquad\qquad S(s) = k_h A(s) - k_d S(s) \qquad (5-4\cdot4)$$

5−4·3式，5−4·4式の連立方程式を$S(s)$について解くと

$$S(s) = \frac{A_0 \cdot K_h}{(s+K_h)(s+K_d)} = A_0 \cdot K_h\left(\frac{\alpha}{s+K_h} + \frac{\beta}{s+K_d}\right) = \frac{A_0 K_h\{(\alpha+\beta)s + (\alpha \cdot K_d + \beta \cdot K_h)\}}{(s+K_h)(s+K_d)} \qquad (5-4\cdot5)$$

5−4·5式より

$$\alpha + \beta = 0 \qquad (5-4\cdot6) \qquad\qquad \alpha \cdot K_d + \beta \cdot K_h = 1 \qquad (5-4\cdot7)$$

5−4·6式，5−4·7式の連立方程式を解くと

$$\alpha = -\beta = \frac{1}{K_h - K_d} \qquad (5-4\cdot8)$$

5−4·8式を5−4·5式に代入すると

$$S(s) = \frac{A_0 \cdot K_h}{(K_h - K_d)} \cdot \left(\frac{1}{s+K_d} - \frac{1}{s+K_h}\right) \qquad (5-4\cdot9)$$

5−4·9式を逆変換すると

$$S(t) = \frac{A_0 \cdot K_h}{(K_h - K_d)} \cdot \{\exp(-K_d \cdot t) - \exp(-K_h \cdot t)\} \qquad (5-4\cdot10)$$

5−4·10式が崩壊が膨潤型で進行する場合の有効表面積の経時変化式となる。

今，比表面積$=6/$（密度×粒子径）の関係から，粒子径$100\,\mu$m，密度1.5の粒子200mgの表面積（A_0）を計算すると80cm²となる。粒子径$100\,\mu$mの薬物200mgを含有する錠剤につき，K_h，K_dを変化させた場合の有効表面積経時変化を図5-4-2に示す。

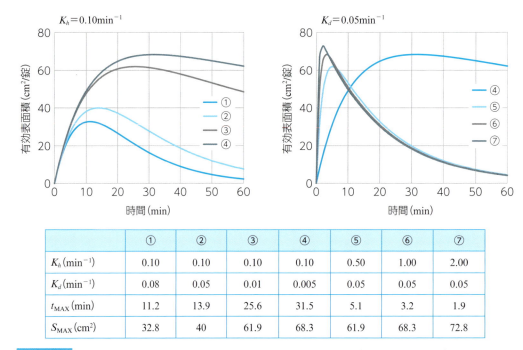

図5-4-2　崩壊が膨潤型で進行する場合の有効表面積経時変化（A_0＝80cm²/錠）

図5-4-2において最大の有効表面積となる時間をt_{MAX}とすると

$$\frac{dS(t_{MAX})}{dt} = -K_d \cdot \exp(-K_d \cdot t_{MAX}) + K_h \cdot \exp(-K_h \cdot t_{MAX}) = 0 \qquad (5-4\cdot11)$$

よって

$$t_{MAX} = \frac{1}{K_h - K_d} \cdot \ln \frac{K_h}{K_d} \qquad (5-4\cdot12)$$

5-4・12式のt_{MAX}を5-4・10式に代入することにより有効表面積の最大値S_{MAX}を算出することができる。図5-4-2の下表に各有効表面積経時パターンにおけるt_{MAX}およびS_{MAX}の値を示す。

5-4-2　崩壊が溶解型で進行する場合の有効表面積経時変化式

有効表面積の増加速度が，時間に比例すると仮定した場合，次に示す微分方程式が成立する。

$$\frac{dA(t)}{dt} = -A_0 K_h \cdot t \qquad (5-4\cdot13) \qquad\qquad \frac{dS(t)}{dt} = A_0 K_h \cdot t - K_d S(t) \qquad (5-4\cdot14)$$

5-3·13式の微分方程式を解くと

$$A(t) = A_0 (1 - \frac{K_h \cdot t^2}{2}) \qquad (5-4\cdot15)$$

すなわち，$t = \sqrt{2/K_h}$ の時，$A(t)$ は0となり，以降，有効表面積は薬物の溶解とともに，単純に減少していく。

5-4·14式をLaplace変換すると

$$sS(s) = \frac{A_0 \cdot K_h}{s^2} - K_d S(s) \qquad (5-4\cdot16)$$

5-4·14式を $S(s)$ について解くと

$$S(s) = \frac{A_0 \cdot K_h}{s^2 (s + K_d)} = A_0 \cdot K_h \left(\frac{\alpha \cdot s + \beta}{s^2} + \frac{\gamma}{s + K_d} \right) = A_0 \cdot K_h \frac{(\alpha + \gamma)s^2 + (\beta + \alpha \cdot K_d)s + \beta \cdot K_d}{s^2 (s + K_d)}$$

$$= A_0 \cdot K_h \left(\frac{\alpha}{s} + \frac{\beta}{s^2} + \frac{\gamma}{s + K_d} \right) \qquad (5-4\cdot17)$$

5-4·17式より

$$\alpha + \gamma = 0 \quad (5-4\cdot18) \qquad\qquad \beta + \alpha \cdot K_d = 0 \quad (5-4\cdot19) \qquad\qquad \beta \cdot K_d = 1 \quad (5-4\cdot20)$$

第5章　有効表面積

5−4·18式，5−4·19式および5−4·20式の連立方程式を解くと，

$$\alpha = -\gamma = -\frac{1}{K_d^{\,2}} \qquad (5-4\cdot21) \qquad\qquad \beta = \frac{1}{Kd} \qquad (5-4\cdot22)$$

5−4·21式，5−4·22式を5−4·17式に代入すると

$$S(s) == \frac{A_0 \cdot K_h}{K_d^{\,2}}\left(-\frac{1}{s} + \frac{K_d}{s^2} + \frac{1}{s+K_d}\right) \qquad (5-4\cdot23)$$

5−3·23式を逆変換すると

$$S(t) = \frac{A_0 \cdot K_h}{K_d^{\,2}}\left[K_d \cdot t - \{1 - \exp(-K_d \cdot t)\}\right] \qquad (5-4\cdot24)$$

5−4·24式は崩壊が溶解型で進行する場合の有効表面積の経時変化式となる。しかし，この式が成立するのは $t \le \sqrt{2/K_h}$ の時であり，$t > \sqrt{2/K_h}$ の時は崩壊過程における有効表面積の増加はすでに終了しており，溶解過程での減少のみになる。この場合，$S(t)$ は5−4·25式で示される。

$$S(t) = S(\sqrt{2/K_h}) \cdot \exp\left\{-K_d \cdot (t - \sqrt{2/K_h})\right\}$$
$$= \frac{A_0 \cdot K_h}{K_d^{\,2}}\left[K_h \cdot \sqrt{2/K_h} - \left\{1 - \exp\left(-K_d \cdot \sqrt{2/K_h}\right)\right\}\right]\exp\left\{-\left(t - \sqrt{2/K_h}\right)\right\} \qquad (5-4\cdot25)$$

5−4·24式および5−4·25式が崩壊が溶解型で進行する場合の有効表面積の経時変化式となる。

粒子径100μmの主薬200mgを含有する錠剤につき，K_h, K_dを変化させた場合の有効表面積経時変化を図5-4-3に示す。

図5-4-3において最大の有効表面積となる時間（t_{MAX}）は $t = \sqrt{2/K_h}$ の時である。図5-4-3の下表に各有効表面積経時パターンにおける t_{MAX} および S_{MAX} の値を示す。

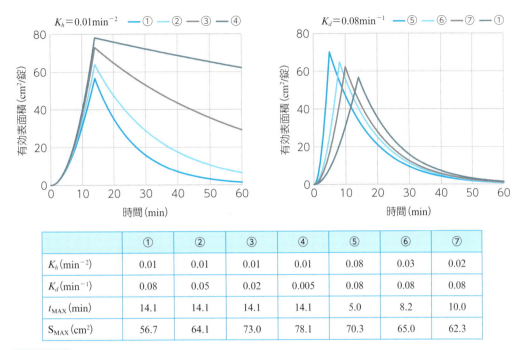

図5-4-3 崩壊が溶解型で進行する場合の有効表面積経時変化（$A_0=80\text{cm}^2$/錠）

5-4-3 有効表面積の経時変化を考慮した溶解パターン

ところで，5-2・8式，5-2・9式より

$$C = Cs \left\langle 1 - \exp\left\{ -\left(\ln \frac{Cs}{Cs - W_0/V} \right) \cdot F(t) \right\} \right\rangle \qquad (5-4\cdot26)$$

$F(t)$ は5-2・5式に示されるように$S(t)$の0からtまでの積分式を0から∞までの積分値で割った式である。5-4・10式あるいは5-4・24式および5-4・25式を用いて崩壊が膨潤型で進行する場合と溶解型で進行する場合の溶解パターンを解析した。

まず，崩壊が膨潤型で進行する場合では，5-4・10式を積分すると

$$\int_0^t S(t)dt = \frac{A_0}{K_d \cdot (K_h - K_d)} \cdot \left[K_h \cdot \{1 - \exp(-K_d \cdot t)\} - K_d \cdot \{1 - \exp(-K_h \cdot t)\}\right] \quad (5-4\cdot27)$$

$$\int_0^\infty S(t)dt = \frac{A_0}{K_d} \quad (5-4\cdot28)$$

よって

$$F(t) = \frac{\int_0^t S(t)dt}{\int_0^\infty S(t)dt} = \frac{1}{K_h - K_d} \cdot \left[K_h \cdot 1\{1 - \exp(-K_d \cdot t)\} - K_d\{1 - \exp(-K_h \cdot t)\}\right] \quad (5-4\cdot29)$$

5-4・29式を5-4・26式に代入し，図5-4-2で示した膨潤型の崩壊を示す，有効表面積経時変化を考慮した錠剤の溶解パターンを解析した．その結果を図5-4-4に示す．図5-4-4の左図はK_hを0.01min^{-1}と一定にし，K_dを変化させた場合の溶解パターンであるが，K_dの溶解に及

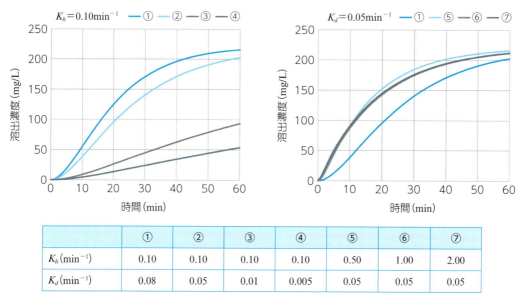

	①	②	③	④	⑤	⑥	⑦
K_h(min^{-1})	0.10	0.10	0.10	0.10	0.50	1.00	2.00
K_d(min^{-1})	0.08	0.05	0.01	0.005	0.05	0.05	0.05

図5-4-4　崩壊が膨潤型で進行する場合の溶解パターン
　　　　（C_s=1.025mg/mL　　W_0=200mg　　V=900mL）

ぼす影響は大きく，K_dの減少とともに溶解速度は遅延する。一方，右図はK_dを0.05min^{-1}と一定にし，K_hを変化させた場合の溶解パターンであるが，K_hの溶解に及ぼす影響はK_dほどではなかった。

次に崩壊が溶解型で進行する場合では，5−4·24式の積分より
$t \leq \sqrt{2/K_h}$ の時

$$\int_0^t S(t)dt = \frac{A_0 \cdot K_h}{K_d{}^2}\left[K_d \cdot \frac{t^2}{2} - \left\{t - \frac{1-\exp(-K_d \cdot t)}{K_d}\right\}\right] \qquad (5-4\cdot30)$$

$t > \sqrt{2/K_h}$ の時

$$\int_{\sqrt{2/K_h}}^t S(t)dt = \frac{S(\sqrt{2/K_h})}{K_d} \cdot \left[1 - \exp\left\{-K_d \cdot (t - \sqrt{2/K_h})\right\}\right] \qquad (5-4\cdot31)$$

なお，$t = \sqrt{2/K_h}$ を5−4·30式に代入すると

$$\int_0^{\sqrt{2/K_h}} S(t)dt = \frac{A_0 \cdot K_h}{K_d{}^2}\left[\frac{K_d}{K_h} - \left\{\sqrt{2/K_h} - \frac{1-\exp(-K_d \cdot \sqrt{2/K_h})}{K_d}\right\}\right] \qquad (5-4\cdot32)$$

よって，$t \leq \sqrt{2/K_h}$ の時,

$$F(t) = \frac{\int_0^t S(t)dt}{\int_0^\infty S(t)dt} = \frac{\int_0^t S(t)dt}{A_0/K_d} = \frac{K_d}{A_0}\int_0^t S(t)dt \qquad (5-4\cdot33)$$

また，$t > \sqrt{2/K_h}$ の時は

$$F(t) = \frac{\int_0^t S(t)dt}{\int_0^\infty S(t)dt} = \frac{\int_0^{\sqrt{2/K_h}} S(t)dt + \int_{\sqrt{2/Kh}}^t S(t)dt}{A_0/K_d} = \frac{K_d}{A_0}\left(\int_0^{\sqrt{2/K_h}} S(t)dt + \int_{\sqrt{2/Kh}}^t S(t)dt\right)$$

(5−4・34)

5−4・33式および5−4・34式で求めた各時間における$F(t)$を5−4・26式に代入し，崩壊が溶解型で進行する場合のK_dおよびK_hと溶解速度の関係を解析した。その結果を図5-4-5に示す。

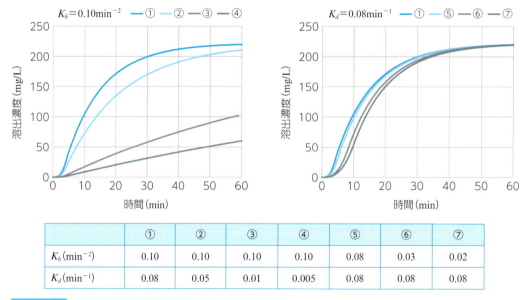

図5-4-5　崩壊が溶解型で進行する場合の溶解パターン
　　　　（C_s＝1.025mg/mL　　W_0＝200mg　　V＝900mL）

5-5 溶出試験結果からの K_d および K_h の求め方

　表5-3-1で示した溶出試験データより，崩壊が膨潤型で進行する場合の有効表面積増加速度（K_h）と溶解による有効表面積減少速度（K_d）を非線形最小二乗法（Excel solverを使用）により求めた（→P177）。各時間における溶出試験の実測値（C）を5-2·5式に代入し$F(t)$を算出し，その値を5-4·29式に回帰した結果，$K_h=0.339\text{min}^{-1}$，$K_d=0.109\text{min}^{-1}$の解が得られた。図5-5-1は溶出試験の実測値と理論溶出曲線の関係を示したものである。実測値と理論曲線は非常によく一致していることから，K_dおよびK_hの値の妥当性が確認された。次にK_h，K_dを含む有効表面積の経時変化式を誘導した。5-2·8式，5-2·11式より

$$S(t) = \frac{V}{k} \cdot \ln\frac{Cs}{Cs - W_0/V} \cdot \frac{dF(t)}{dt} \qquad (5-5 \cdot 1)$$

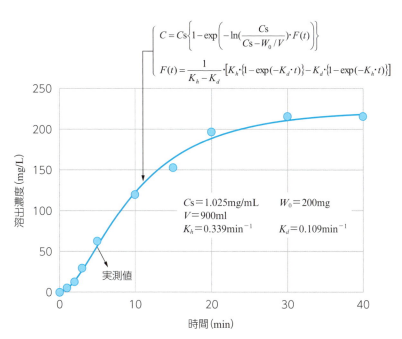

図5-5-1　フルフェナム酸200mg含有錠の溶出パターン

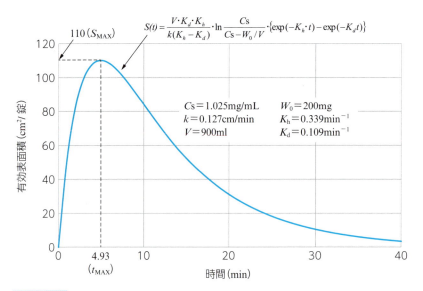

図5-5-2　フルフェナム酸200mg含有錠の有効表面積経時パターン

5-4・29式を時間 t について微分すると

$$\frac{dF(t)}{dt} = \frac{K_d \cdot K_h}{K_h - K_d}\{\exp(-K_h \cdot t) - \exp(-K_d t)\} \quad (5-5\cdot2)$$

5-5・2式を5-5・1式に代入することにより，K_h，K_dを含む有効表面積の経時変化パターンが求められる。その結果を図5-3-2に示す。なお図中の t_{MAX} の値は5-4・12式より，その値を5-5・2式さらに，5-5・1式に代入することにより，S_{MAX} を算出した。

第6章

本書で使用される数学の基礎

6-1 微 分

今，図6-1-1に示す関数$f(x)$において，$(x, f(x))$および$(x+\nabla x, f(x+\nabla x))$の2点を結ぶ直線の傾きは6-1・1で示される。

$$直線の傾き = \frac{f(x+\nabla x) - f(x)}{\nabla x} \qquad (6-1\cdot 1)$$

この∇xを限りなく0に近付けると，直線の傾きは座標xにおける接線の傾きとなり，その値を求めることを$f(x)$をxで微分するといい，6-1・2式で示される。

$$\frac{df(x)}{dt} = \lim_{\nabla x \to 0} \frac{f(x+\nabla x) - f(x)}{\nabla x} \qquad (6-1\cdot 2)$$

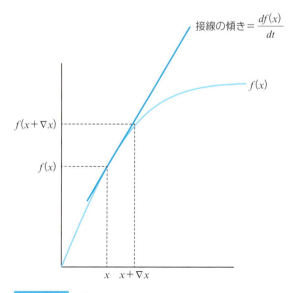

図6-1-1　微分

6-1・2式のように，変数が1つの関数の微分あるいはすべての変数で微分することを全微分という。全微分の公式のいくつかを以下に示す。

$$\frac{d(kx^n)}{dt} = k\frac{dx^n}{dt} = knx^{n-1} \qquad (6-1\cdot3)$$

$$\frac{d\{f(x) \pm g(x)\}}{dx} = \frac{df(x)}{dx} \pm \frac{g(x)}{dx} \qquad (6-1\cdot4)$$

$$\frac{df\{g(x)\}}{dx} = \frac{df\{g(x)\}}{dg(x)} \cdot \frac{dg(x)}{dx} \qquad (6-1\cdot5)$$

$$\frac{df(x)}{dx} = \frac{df(x)}{dy} \cdot \frac{dy}{dx} \qquad (6-1\cdot6)$$

$$\frac{df(x) \cdot g(x)}{dx} = \frac{df(x)}{dx} \cdot g(x) + f(x) \cdot \frac{dg(x)}{dx} \qquad (6-1\cdot7)$$

これらの公式を使用した例を下記に示す

$$f(x) = x^3 \qquad g(x) = 3x^2 + 5$$

$$\left.\begin{aligned}
&\frac{d\{f(x)+g(x)\}}{dx} = \frac{d(x^3)}{dt} + \frac{d(3x^2+5)}{dt} = 3x^2 + (6x+0) = 3x^2 + 6x \\[2mm]
&\frac{df\{g(x)\}}{dx} = \frac{d(3x^2+5)^3}{dx} = 3(3x^2+5)^2 \cdot (6x+0) = 18x(3x^2+5)^2 \\[2mm]
&\frac{d\{f(x)\cdot g(x)\}}{dx} = \frac{dx^3}{dx}(3x^2+5) + x^3\frac{d(3x^2+5)}{dx} = 3x^2(3x^2+5) + x^3(6x+0) = 15x^4 + 15x^2
\end{aligned}\right\} \quad (6-1\cdot8)$$

136 第6章 本書で使用される数学の基礎

なお，P58の3−2·3式は6−1·6式をP102の4−2·22式は6−1·3式の公式を利用している。

$$\frac{dw}{dt} = \frac{dw}{dr} \cdot \frac{dr}{dt} = \frac{d(\pi r^3 \rho / 6)}{dr} \cdot \frac{dr}{dt} = \left(\frac{\pi \rho}{6}\right) \frac{dr^3}{dt} \frac{dr}{dt} = \frac{\pi r^2 \rho}{2} \frac{dr}{dt} \qquad (3-2\cdot3')$$

$$\frac{d(M_t / S)}{dt} = \frac{d\left(2C_{\text{int}} DC_{\text{S}_\text{M}} \cdot t\right)^{\frac{1}{2}}}{dt} = \left(2C_{\text{int}} DC_{\text{S}_\text{M}}\right)^{\frac{1}{2}} \cdot \frac{dt^{\frac{1}{2}}}{dt}$$

$$= \left(2C_{\text{int}} DC_{\text{S}_\text{M}}\right)^{\frac{1}{2}} \cdot \frac{1}{2} t^{-\frac{1}{2}} = \sqrt{\frac{C_{\text{int}} DC_{\text{S}_\text{M}}}{2t}} \qquad (4-2\cdot22')$$

　一方，変数が複数ある関数を1つの変数で微分することを偏微分といい，分子と分母に∂の記号を付けて表記する。偏微分の例を下記に示す。

$$f(x, y, z) = a_1 x^2 + a_2 y^2 + a_3 z^2 + a_4 xy + a_5 yz + a_6 zx$$

$$\frac{\partial f(x, y, z)}{\partial x} = 2a_1 x + a_4 y + a_6 z \qquad \frac{\partial f(x, y, z)}{\partial y} = 2a_2 y + a_4 x + a_5 z$$

$$\frac{\partial f(x, y, z)}{\partial z} = 2a_3 z + a_5 y + a_6 x$$

$$(6-1\cdot9)$$

6-2

積　分

　ある関数 $F(x)$ を x で微分すると関数 $f(x)$ になったとする。この時，$F(x)$ は $f(x)$ を積分した関数であるといい，6-2·1式で示すように，$\int$ の記号を付けて表記する。6-2·1式の C は，任意の定数である。

$$F(x) = \int f(x)dx + C \qquad (6-2\cdot1)$$

　ここで，特に x に範囲を定めない場合，6-2·1式の $F(x)$ は $f(x)$ を不定積分した関数であるという。不定積分の公式のいくつかを以下に示す。

$$\int kx^n dx = k \int x^n dx = k \cdot \frac{x^{n+1}}{n+1} + C \qquad (6-2\cdot2)$$

$$\int \{f(x) \pm g(x)\}dx = \int f(x)dx \pm \int g(x)dx \qquad (6-2\cdot3)$$

　これらの公式を使用した例を下記に示す。

$$f(x) = x^3 \qquad g(x) = 3x^2 + 5$$

$$\int \{f(x) + g(x)\}dx = \int x^3 dx + 3\int x^2 dx + 5\int 1 dx = \frac{x^4}{4} + x^3 + 5x + C \qquad (6-2\cdot4)$$

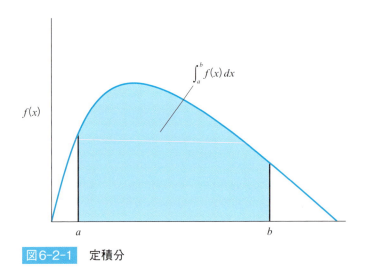

図6-2-1　定積分

　今，関数$f(x)$の不定積分の1つを$F(x)$とするとき，実数a, bに対して$F(b)-F(a)$を$f(x)$の定積分といい，下記の式で表す．

$$\int_a^b f(x)dx = \left[F(x)\right]_a^b = F(b)-F(a) \qquad (6-2\cdot5)$$

　6-2・5式は図6-2-1に示すように関数$f(x)$と$x=a$, $x=b$およびx軸に囲まれた面積を意味する．本書に示された定積分の例を以下に示す．

$$\int_0^t k\frac{S}{V}dt = k\frac{S}{V}\cdot\int_0^t [t]_0^t = k\frac{S}{V}\cdot(t-0) = k\frac{S}{V}\cdot t \qquad (3-1\cdot9')$$

6-3

指数と対数

$a>0$, $a\neq1$とする時，6−3·1式をaを底とする指数関数という。この時，6−3·1式を満たすyがただ1つ定まる。このyをaを底とする対数関数といい，6−3·2式で表す。

$$x = a^y \qquad (6-3\cdot1) \qquad\qquad y = \log_a x \qquad (6-3\cdot2)$$

底の値が10の対数を常用対数といい，この場合，通常，底は省略し，$\log x$と記載する。常用対数の例を下記に示す。

$$\log 1 = 0 \qquad (6-3\cdot3) \qquad\qquad \log 10 = 1 \qquad (6-3\cdot4)$$

$$\log 100 = 2 \qquad (6-3\cdot5) \qquad\qquad \log 1000 = 3 \qquad (6-3\cdot6)$$

底の値がネイピア数$e(=2.7182\cdots\cdots)$の対数を自然対数といい，$\ln x$と記載する。

$$e^y = x \qquad (6-3\cdot7) \qquad\qquad y = \ln x \qquad (6-3\cdot8)$$

自然対数の例を以下に示す。

$$\ln 1 = 0 \qquad (6-3\cdot9) \qquad\qquad \ln e = 1 \qquad (6-3\cdot10)$$

$$\ln e^2 = 2 \qquad (6-3\cdot11) \qquad\qquad \ln e^3 = 3 \qquad (6-3\cdot12)$$

140　第6章　本書で使用される数学の基礎

　本書はほとんど自然対数を使用して説明しているため，以降，自然対数について解説する。まず，対数の和，差については指数の逆関数を利用して下記の性質が成立する。

$$e^{a \cdot b} = e^a \cdot e^b \rightarrow \ln a \cdot b = \ln a + \ln b \qquad (6-3 \cdot 13)$$

$$e^{\frac{a}{b}} = e^a \cdot e^{-b} \rightarrow \ln \frac{a}{b} = \ln a - \ln b \qquad (6-3 \cdot 14)$$

　3−1・10式から3−1・11式の誘導を以下に示す。

$$\ln \frac{(Cs - C)}{Cs} = \ln(1 - \frac{C}{Cs}) = -k\frac{S}{V}Cs \cdot t \qquad (3-1 \cdot 10')$$

$$(1 - \frac{C}{Cs}) = \exp\left(-k\frac{S}{V}Cs \cdot t\right) \qquad (3-1 \cdot 10'')$$

$$C = Cs\left\{1 - \exp\left(-k\frac{S}{V} \cdot t\right)\right\} \qquad (3-1 \cdot 11)$$

　この6−3・13，6−3・14式は常用対数にも適用される。
　さて，6−2・2式においては$n = -1$の時，分母が∞になってしまい，成立しない。実はこの$\ln x$は6−2・2式において$n = -1$の時に適用される値で下式で示される。

$$\int x^{-1}dx = \int \frac{1}{x}dx = \ln x + C \qquad (6-3 \cdot 15)$$

　また，e^xの特徴として，微分しても，積分してもその値は変わらない。

$$\frac{de^x}{dx} = e^x \qquad (6-3 \cdot 16) \qquad\qquad \int e^x dx = e^x + C \qquad (6-3 \cdot 17)$$

ところで指数のベキ乗は上付きであるため，その関数が長くなると，表記しにくくなる。そこで指数（exponential）の頭の部分を使用し，通常，expと表記する。

$$e^{ax^2+bx+c} = \exp(ax^2 + bx + c) \qquad (6-3\cdot18)$$

上記の指数，対数の性質を使用した本書の例を以下に示す。

$$a = \gamma x_{\mathrm{B}} \qquad (1-2\cdot5) \qquad \rightarrow \qquad \ln a = \ln \gamma + \ln x_{\mathrm{B}} \qquad (1-2\cdot6)$$

$$\int_0^C \frac{dC}{Cs-C} = -\int_0^C \frac{1}{C-Cs} dC = -\left[\ln(C-Cs)\right]_0^C = -\ln(C-Cs) + \ln(0-Cs) = \ln \frac{Cs}{(Cs-C)} \qquad (3-1\cdot8')$$

$$\frac{d\phi(r_{max})}{dr_{max}} = \frac{d\left\{\dfrac{b}{a} r_{max}^{b-1} \exp\left(-\dfrac{r_{max}^{b}}{a}\right)\right\}}{dr_{max}} = \frac{b}{a}\left\{\frac{dr_{max}^{b-1}}{dr_{max}} \cdot \exp\left(-\frac{r_{max}^{b}}{a}\right) + r_{max}^{b-1} \frac{d\exp\left(-\dfrac{r_{max}^{b}}{a}\right)}{dr_{max}}\right\}$$

$$= \frac{b}{a}\left[(b-1)r_{max}^{b-2} \cdot \exp\left(-\frac{r_{max}^{b}}{a}\right) + r_{max}^{b-1} \cdot \left\{-\frac{b}{a} r_{max}^{b-1}\right\} \exp\left(-\frac{r_{max}^{b}}{a}\right)\right] \qquad (3-3\cdot7')$$

$$= \frac{b}{a} r_{max}^{b-2} \exp\left(-\frac{r_{max}^{b}}{a}\right)\left\{(b-1) - \frac{b}{a} r_{max}^{b}\right\} = 0$$

142 第6章　本書で使用される数学の基礎

$$\frac{d\phi(r_{max})}{dr_{max}} = \frac{d\left[\frac{1}{\sqrt{2\pi}\cdot\sigma\cdot r_{max}}\cdot\exp\{-\frac{(\ln r_{max}-\ln\mu)^2}{2\sigma^2}\}dr_{max}\right]}{dr_{max}}$$

$$= \frac{d(\frac{1}{\sqrt{2\pi}\cdot\sigma\cdot r_{max}})}{dr_{max}}\cdot\exp\{-\frac{(\ln r_{max}-\ln\mu)^2}{2\sigma^2}\} + \frac{1}{\sqrt{2\pi}\cdot\sigma\cdot r_{max}}\cdot\frac{d[\exp\{-\frac{(\ln r_{max}-\ln\mu)^2}{2\sigma^2}\}]}{dr_{max}}$$

$$= -\frac{1}{\sqrt{2\pi}\cdot\sigma\cdot r_{max}^2}\cdot\exp\left\{-\frac{(\ln r_{max}-\ln\mu)^2}{2\sigma^2}\right\} + \frac{1}{\sqrt{2\pi}\cdot\sigma\cdot r_{max}}\cdot\frac{2(\ln r_{max}-\ln\mu)}{2\sigma^2 r_{max}}\exp\left\{-\frac{(\ln r_{max}-\ln\mu)^2}{2\sigma^2}\right\}$$

$$= \frac{1}{\sqrt{2\pi}\cdot\sigma\cdot r_{max}^2}\exp\left\{-\frac{(\ln r_{max}-\ln\mu)^2}{2\sigma^2}\right\}(1-\frac{\ln r_{max}-\ln\mu}{\sigma^2}) = 0$$

$$(3-3\cdot10')$$

$$P(r_0) = 1 - \exp(-\frac{r_0^b}{a})$$

$$1 - P(r_0) = \exp(-\frac{r_0^b}{a}) \qquad \ln\left\{1-P(r_0)\right\} = -\frac{r_0^b}{a}$$

$$-\ln\left\{1-P(r_0)\right\} = \ln\frac{1}{\left\{1-P(r_0)\right\}} = \frac{r_0^b}{a}$$

$$\ln\cdot\ln\frac{1}{\left\{1-P(r_0)\right\}} = b\cdot\ln r_0 - \ln a$$

$(3-3\cdot12)$式→ $(3-3\cdot13)$式

6-4

微分方程式

　微分（導関数）を含む方程式を微分方程式と呼び，本書に最も多く使用されている演算式である。3−1·5式で示したNernst- Noes-Whitneyの式は微分方程式の一例である。今，図6-4-1に示すように濃度$(Cs-C)$の部分を左辺に時間(dt)の部分を右辺に移動させる（言い換えれば，両辺に$dt/(Cs-C)$を掛ける）。両辺を積分することにより，3−1·8式，3−1·9式の解が得られ，等号で結ぶことにより，3−1·11式の解となる。

$$\frac{dC}{dt} = \frac{DS}{Vh}(Cs-C) \rightarrow \frac{dC}{(Cs-C)} = \frac{DS}{Vh} \cdot dt \rightarrow \int_0^C \frac{dC}{(Cs-C)} = \int_0^t \frac{DS}{Vh} dt$$

図6-4-1　微分方程式の解法

　本書に使用した微分方程式の解法の一例を以下に示す。

$$\frac{dr}{dt} = -\frac{2kCs}{\rho} \rightarrow dr = -\frac{2kCs}{\rho} dt \rightarrow \int_{r_0}^r dr = -\frac{2kCs}{\rho} \int_0^t dt$$

$$\rightarrow r - r_0 = -\frac{2kCs}{\rho} \cdot t \rightarrow r = r_0 - \frac{2kCs}{\rho} \cdot t$$

(3−2·4) 式→ (3−2·6) 式

$$\frac{dS}{[S]} = -K_{\text{dis}} \cdot dt \rightarrow$$

$$\int_1^S \frac{dS}{[S]} = \Big[\ln S\Big]_1^S = \ln S - \ln 1 = \ln S$$

$$\int_0^t -K_{\text{dis}} dt = K_{\text{dis}} \cdot t$$

(4−3·1) 式→ (4−3·4) 式

$$\ln S = -K_{\text{dis}} t \rightarrow S = \exp(-K_{\text{dis}} \cdot t)$$

6-5

Laplace 変換

　連立の微分方程式の解法としてLaplace変換がある。Laplace変換の式は6−5・1式で示され，tの関数$f(t)$がsの関数$F(s)$に変換される。

$$F(s) = \int_0^\infty f(t) \cdot \exp(-s \cdot t) dt \qquad (6-5\cdot1)$$

　本書で使用された変換式を表6-5-1に示す。今，例として6−5・2式に示す一次の微分方程式を考える。

$$\frac{df(t)}{dt} = kf(t) \qquad (6-5\cdot2)$$

表6-5-1　Laplace変換

元の関数	ラプラス変換
$f(t)$	$F(s)$
$\dfrac{df(t)}{dt}$	$sF(s) - f(0)$
$\exp(-a \cdot t)$	$\dfrac{1}{s+a}$
t	$\dfrac{1}{s^2}$

この式を表6-5-1を利用してLaplace変換すると

$$sF(s) - f(0) = kF(s) \qquad (6-5\cdot3)$$

よって

$$F(s) = \frac{f(0)}{s+k} \qquad (6-5\cdot4)$$

6−5·4式を表6-5-1を利用して逆変換すると

$$f(t) = f(0)\cdot\exp(-k\cdot t) \qquad (6-5\cdot5)$$

となり解が得られる。本書では界面反応を伴う溶解に関する連立微分方程式(3−1·14式，3−1·15式)ならびに有効表面積の速度論的解析に関する連立微分方式(5−4·1式，5−4·2式および5−4·13式，5−4·14式)の解法について解説した。

6-6 Taylor展開

　Taylor展開は関数を多項式として変換する手法である。今，図6-6-1式に示すように，変数をxとする関数$f(x)$について，$x+\nabla x$というように間隔∇x移動した場合の関数値$f(x+\nabla x)$を，既知の関数値$f(x)$を使って近似すると，6-1・1式として表記できる。

$$f(x+\nabla x) = f(x) + \frac{\partial f(x)}{\partial x}\cdot\frac{\nabla x}{1!} + \frac{\partial^2 f(x)}{\partial x^2}\cdot\frac{\nabla x^2}{2!} + \frac{\partial^3 f(x)}{\partial x^3}\cdot\frac{\nabla x^3}{3!} + \cdots + \frac{\partial^n f(x)}{\partial x^n}\cdot\frac{\nabla x^n}{n!}$$
$$= \sum_{k=0}^{n} \frac{\partial^k f(x)}{\partial x^k}\cdot\frac{\nabla x^k}{k!} \quad (6-6\cdot1)$$

　上式の$f(x+\nabla x)$を$C_{x+\nabla x}$に$f(x)$をC_xに置き換えたのが，P37の2-1・9式である。ここで，6-6・1式に$x=0$を代入すると，6-6・2式となる。

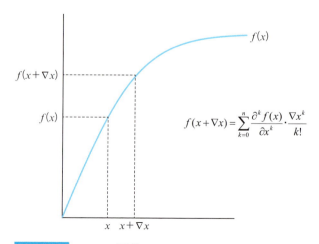

図6-6-1　Taylor展開

$$f(\nabla x) = f(0) + \frac{\partial f(0)}{\partial x} \cdot \frac{\nabla x}{1!} + \frac{\partial^2 f(0)}{\partial x^2} \cdot \frac{\nabla x^2}{2!} + \frac{\partial^3 f(0)}{\partial x^3} \cdot \frac{\nabla x^3}{3!} + \cdots + \frac{\partial^n f(0)}{\partial x^n} \cdot \frac{\nabla x^n}{n!}$$

$$= \sum_{k=0}^{n} \frac{\partial^k f(0)}{\partial x^k} \cdot \frac{\nabla x^k}{k!} \qquad (6-6 \cdot 2)$$

すなわち，xが極めて0に近い時$(x = \nabla x)$，6−6·2式は，次式で表せる。

$$f(x) = f(0) + \frac{\partial f(0)}{\partial x} \cdot \frac{x}{1!} + \frac{\partial^2 f(0)}{\partial x^2} \cdot \frac{x^2}{2!} + \frac{\partial^3 f(0)}{\partial x^3} \cdot \frac{x^3}{3!} + \cdots + \frac{\partial^n f(0)}{\partial x^n} \cdot \frac{x^n}{n!}$$

$$= \sum_{k=0}^{n} \frac{\partial^k f(0)}{\partial x^k} \cdot \frac{x^k}{k!} \qquad (6-6 \cdot 3)$$

6−6·3式はTaylor展開の中でも，Maclaurin展開と呼ばれ，種々の非線形関数をxの多項式に展開することができる。以下にその例を示す。なお，導関数は式の簡略化のため，6−6·4式で表記する。

$$\frac{\partial^n f(x)}{\partial x} = y^{(n)} \qquad (6-6 \cdot 4)$$

6-6-1 　指数関数 (e^x)

指数関数は6−3·16，6−3·17式で示したように，微分しても，積分してもその値は変わらない。よって，

$$y^{(1)} = y^{(2)} = y^{(3)} = \cdots = y^{(n)} = e^x \qquad (6-6 \cdot 5)$$

$x = 0$の時

$$y_{x=0}^{(0)} = y_{x=0}^{(1)} = y_{x=0}^{(2)} = y_{x=0}^{(3)} = \cdots y_{x=0}^{(n)} = e^0 = 1 \qquad (6-6 \cdot 6)$$

148 第6章　本書で使用される数学の基礎

6-6·6式を6-6·3式に代入すると

$$e^x = 1 + x + \frac{x^2}{2!} + \frac{x^3}{3!} + \cdots + \frac{x^n}{n!} \qquad (6-6\cdot7)$$

6-6-2　正弦関数($\sin x$)

$\sin x$ は微分すると $\cos x$，$\cos x$ は微分すると $-\sin x$ となる。よって，

$$y^{(0)} = y^{(4)} = y^{(8)} = \cdots = y^{(4n)} = \sin x \qquad (6-6\cdot8)$$

$$y^{(1)} = y^{(5)} = y^{(9)} = \cdots = y^{(4n+1)} = \cos x \qquad (6-6\cdot9)$$

$$y^{(2)} = y^{(6)} = y^{(10)} = \cdots = y^{(4n+2)} = -\sin x \qquad (6-6\cdot9)$$

$$y^{(3)} = y^{(7)} = y^{(11)} = \cdots = y^{(4n+3)} = -\cos x \qquad (6-6\cdot10)$$

$x = 0$ の時

$$y^{(0)}_{x=0} = y^{(2)}_{x=0} = y^{(4)}_{x=0} = y^{(6)}_{x=0} = \cdots y^{(4n)}_{x=0} = y^{(4n+2)}_{x=0} = 0 \qquad (6-6\cdot11)$$

$$y^{(1)}_{x=0} = y^{(5)}_{x=0} = y^{(9)}_{x=0} = \cdots y^{(4n+1)}_{x=0} = 1 \qquad (6-6\cdot12)$$

$$y^{(3)}_{x=0} = y^{(7)}_{x=0} = y^{(11)}_{x=0} = \cdots y^{(4n+3)}_{x=0} = -1 \qquad (6-6\cdot13)$$

6-6 Taylor展開　**149**

6−6·11式，6−6·12式および6−6·13式を6−6·3式に代入すると

$$\sin x = x - \frac{x^3}{3!} + \frac{x^5}{5!} - \frac{x^7}{7!} + \cdots\cdots - \frac{x^{4n-1}}{(4n-1)!} + \frac{x^{4n+1}}{(4n+1)!} \qquad (6-6\cdot14)$$

6-6-3　余弦関数$(\cos x)$

$\cos x$は微分すると$-\sin x$，$-\sin x$は微分すると$-\cos x$となる。よって，

$$y^{(0)} = y^{(4)} = y^{(8)} = \cdots\cdots = y^{(4n)} = \cos x \qquad (6-6\cdot15)$$

$$y^{(1)} = y^{(5)} = y^{(9)} = \cdots\cdots = y^{(4n+1)} = -\sin x \qquad (6-6\cdot16)$$

$$y^{(2)} = y^{(6)} = y^{(10)} = \cdots\cdots = y^{(4n+2)} = -\cos x \qquad (6-6\cdot17)$$

$$y^{(3)} = y^{(7)} = y^{(11)} = \cdots\cdots = y^{(4n+3)} = \sin x \qquad (6-6\cdot18)$$

$x=0$の時

$$y^{(1)}_{x=0} = y^{(3)}_{x=0} = y^{(5)}_{x=0} = y^{(7)}_{x=0} = \cdots\cdots y^{(4n+1)}_{x=0} = y^{(4n+3)}_{x=0} = 0 \qquad (6-6\cdot19)$$

$$y^{(0)}_{x=0} = y^{(4)}_{x=0} = y^{(8)}_{x=0} = \cdots\cdots y^{(4n)}_{x=0} = 1 \qquad (6-6\cdot20)$$

$$y^{(2)}_{x=0} = y^{(6)}_{x=0} = y^{(10)}_{x=0} = \cdots\cdots y^{(4n+2)}_{x=0} = -1 \qquad (6-6\cdot21)$$

150 第6章　本書で使用される数学の基礎

6-6・19式，6-6・20式および6-6・21式を6-6・3式に代入すると

$$\cos x = 1 - \frac{x^2}{2!} + \frac{x^4}{4!} - \frac{x^6}{6!} + \cdots - \frac{x^{4n-2}}{(4n-2)!} + \frac{x^{4n}}{(4n)!} \qquad (6-6\cdot 22)$$

6-7 はさみ打ち法による逆関数の解

　$\mu = F(r)$ の関数において $F(r)$ の値を満たす μ を決定することを逆関数の解という。3-3・28式（→P76）は平均粒子径（r_{av}）が初期粒子径（r_0）の関数になっており，a, b 2つのパラメーターを含んでいる。r_{av} を 400μm となる a, b の組み合わせは次の方法で決定できる。

① b を任意に設定する（2, 3, 4, 5, 6）。
② a を適当に選んで平均粒子径（μ）が 400μm より小さい値（$\mu(as)$）と大きい値（$\mu(al)$）を区分求積（図7-2-1）を用い算出する。
③ $\mu(as)$ と $\mu(400\mu m)$ の差が $\mu(al)$ と μ の差より大きい場合は $(al+as)/2$ を as とする。小さい場合は $(al+as)/2$ を al とする。

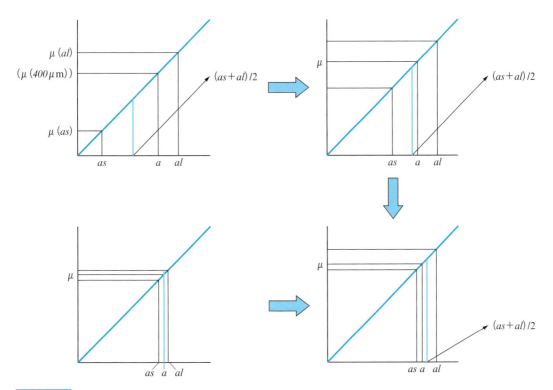

図6-7-1　はさみ打ち法

④ as と al を平均粒子径の式（3－3・28式）の a に代入し，400μm より小さい値（$\mu(as)$）と大きい値（$\mu(al)$）を区分求積法を用い算出する。

⑤ ③と④を繰り返すことにより，$\mu(as)$ と $\mu(al)$ は400μm に漸近し，目的とする誤差範囲になった as または al を逆関数の解とする。

第 7 章

Excel による
グラフ作成・数値解析

7-1 グラフ作成法

　Excelはマイクロソフト社の表計算ソフトである。各章で記載された表計算やグラフ作成，ならびに数値解析がどのようにExcelを利用して実施されたかを，Excel 2013 versionを例に解説する。

図1-2-1　（→P7）　溶解度の温度依存性のグラフの作成方法は下記の通りである。

① A1に0，A2に2をinputする。マウスの左クリックでA1からA2にdrawするとA1とA2が緑色の枠で選択され，A2の右下に□のポイントが現れる。
② このポイントを左クリックした状態でA51までdrawするとA列に0から100までの数値が2間隔でinputされる。

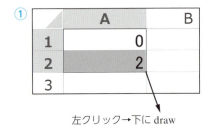

左クリック→下にdraw

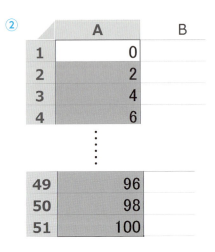

③　1-2・4式（→P6）を変換すると

$$c_2 = c_1 \cdot \exp\left\{\frac{H_{sol}}{R}\left(\frac{1}{T_1} - \frac{1}{T_2}\right)\right\} \qquad (7-1\cdot1)$$

今，40℃（$T_1=313$K）における溶解度（$=c_1$）が100mg/mLであるので$\nabla H_{sol}=1000$cal/moLの場合，次式が成り立つ。

$$c_2 = 100 \cdot \exp\left\{\frac{1000}{1.982}\left(\frac{1}{313}-\frac{1}{273+A}\right)\right\} \qquad (7-1\cdot2)$$

A＝0℃の時のExcel式は下記のように表記され，これをB1に代入する。

$$=100*\text{EXP}((1000/1.987)*(1/313-1/(273+A1))) \qquad (7-1\cdot3)$$

④ Enterキーを押すとB1に0℃における溶解度（≒79.0）がinputされる。

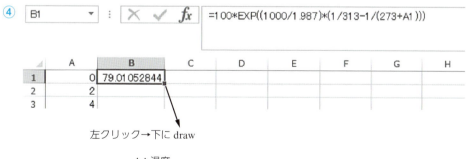

A：温度
B：溶解度（$\Delta H_{sol}=$1kcal/moL）

156　第7章　Excelによるグラフ作成・数値解析

⑤　B1カラム右下の□のポイントを左クリックし，B51までdrawすると，A列の各温度における溶解度がB列に記入される。この時，7−1・3式のA1はA2，A3・・・と置き換わり，その計算結果がB1，B2，B3・・・に記載される。

⑤

	A	B	C
1	0	79.01052844	
2	2	80.07696822	
3	4	81.14209114	
4	6	82.20580685	
		⋮	
49	96	127.6365579	
50	98	128.5784572	

⑥　同様にして $\Delta H_{sol} = 2000$，3000，5000 cal/molの各温度における溶解度をC列，D列，E列に，それぞれ求める。

⑥

	A	B	C	D	E
1	0	79.01052844	62.426636	49.323615	30.791074
2	2	80.07696822	64.123208	51.347921	32.925935
3	4	81.14209114	65.84039	53.424269	35.174747
4	6	82.20580685	67.577947	55.552996	37.541574
		⋮			
49	96	127.6365579	162.91091	207.93388	338.74697
50	98	128.5784572	165.3242	212.5713	351.4318
51	100	129.5170949	167.74678	217.26075	364.44792

A：温度
B：溶解度（ΔH_{sol}＝1kcal/moL）
C：溶解度（ΔH_{sol}＝2kcal/moL）
D：溶解度（ΔH_{sol}＝3kcal/moL）
E：溶解度（ΔH_{sol}＝5kcal/moL）

⑦ A列からE列，1行から51行までのすべての数字を左クリックで選択する。

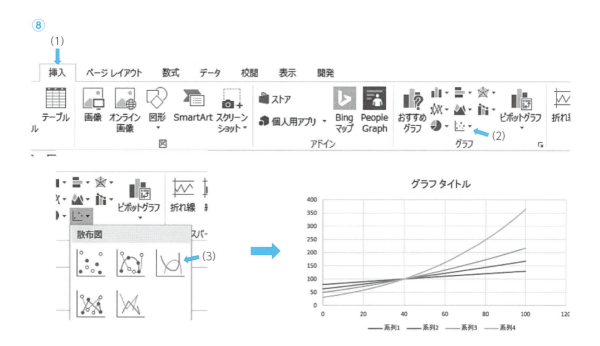

⑧ 挿入－グラフ－散布図（マークなし）をクリックすると基本的なグラフが得られる。

⑨ タイトル，系列，軸ラベル，メモリ間隔，フォント等の書式設定を実施する。
その他のグラフについても上記の手順により作成したが，その概略について解説する。

図1-4-1（→P13）

① A列に0から6までの数値を0.1間隔でinputする。
② 1-4・4式の弱酸性物質の溶解度式をExcel式に変換した7-1・4式をB1にinputする。ただし、ここではpKa＝4，［HA］＝5とする。

$$= 5*(1+EXP(A1-4)) \qquad (7-1\cdot 4)$$

③ B1の左下をdrawして0から6までの溶解度をB列に求める。
④ C列に6から12までの数値を0.1間隔でinputする。
⑤ 1-4・8式の弱塩基性物質の溶解度式をExcel式に変換した7-1・5式をD1にinputする。ただし、ここではpKa＝8，［HA］＝5とする。

$$= 5*(1+EXP(8-C1)) \qquad (7-1\cdot 5)$$

⑥ D1の左下をdrawして6から12までの溶解度をD列に求める。
⑦ A列，B列の数値をすべて選択し，pHと弱酸性物質の溶解度のグラフを，C列，D列の数値をすべて選択し，pHと塩基性物質の溶解度のグラフを作成する。

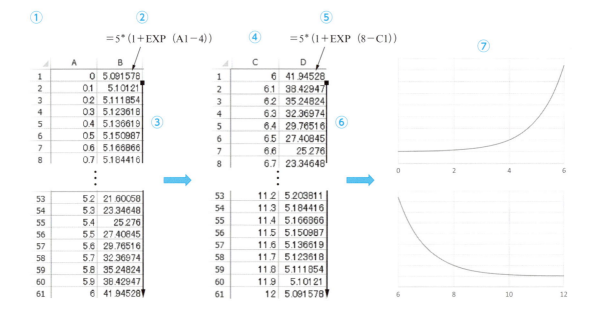

図3-1-5 (→P53)

① A列に0から20までの数値を0.4間隔でinputする。
② 3-1·11式を変換すると

$$\frac{C}{Cs} = 1 - \exp\left(-k\frac{S}{V}\cdot t\right) \qquad (7-1\cdot 6)$$

③ 7-1·6式をExcel式に変換した7-1·7式をB1にinputする。ただし，ここでは$k = 1.8 \mathrm{cm/min}$，$S = 10 \mathrm{cm}^2$，$V = 1000 \mathrm{mL}$とする。

$$= 1 - \mathrm{EXP}(-0.018*\mathrm{A1}) \qquad (7-1\cdot 7)$$

④ B1の左下をdrawして0から20分までのC/CsをB列に求める。

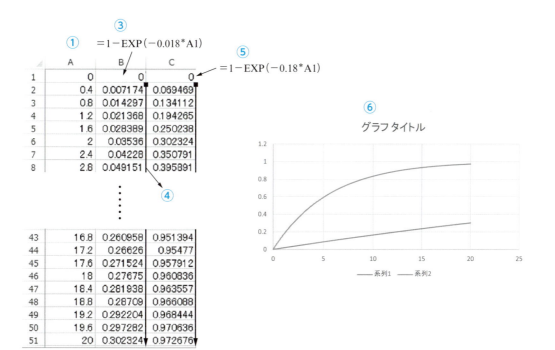

⑤　同様にV＝100mLにおけるExcel式（7−1・8式）をC1にinputし，0から20分までのC/Cs
をC列に求める。

$$=1-\text{EXP}(-0.18*A1) \qquad (7-1\cdot8)$$

⑥　AからC列のすべての数値を選択し，グラフを作成する。

　ところで，図3-1-5のようにk，S，Vといった定数を含む式においては，この変数の値を別
のカラムにinputしておくとその値を変えるだけで，種々のクラフを容易に作成できる。たと
えばk，S，Vの値をそれぞれ，G10，G11，G12にinputするとExcel式は次式で表される。

$$=1-\text{EXP}(-\$G\$10*\$G\$11/\$G\$12*A1) \qquad (7-1\cdot9)$$

　ここで，$G$10，$G$11，$G$12とすることにより，G10，G11，G12にinputした数値がA
列の値に影響されず，一定の値を示すことになる。なお，変数を変化させ，同様の式の座標上
にグラフを作成する際は，k，S，VをH10，H12，H13といった他のカラムにinputし，同様
の手順で作成すればよい。他のグラフのExcel式を表7-1-1に示す。

表7-1-1　Excel式

図	Excel式	定数	ページ
3-1-8	=$G$10*(1-EXP(-($G$13*A1)))+ $G$13*($G$11-$G$10)/($G$13-$G$12) *(EXP(-($G$12*A1))-EXP(-($G$13*A1)))	G10：C_S，G11：C_M G12：k_C，G13：k_D	P57（3-1・20）
3-2-1	=($G$10^3-($G$10-$G$11*A1)^3)/$G$10^3*100	G10：r_0，G11：K	P60（3-2・7）
3-3-2	=$G$11/$G$10*A1^($G$11-1) *EXP(-(A1^$G$11/$G$10))	G10：a，G11：b	P65（3-3・4）
3-3-14	=EXP(-(($G$12*A1)^$G$11/$G$10))	G10：a，G11：b G12：K	P78（3-3・27）*
5-3-2	=$G$10*A1^($G$12-1)*$G$13 *EXP(-(A1^$G$12/$G$11))	G10：$b\cdot V/(a\cdot k)$ G11：a，G12：b G13：$\ln(Cs/(Cs-Wo/V))$	P120（5-3・1）
5-3-3	=$G$14*(1-EXP-($G$13*(1-EXP(-(A1^$G$12/$G$11))))	G14：C_S その他の変数は 5-3-2と同様	P121（5-3・2）

演算：＊：×，/：÷，$a\hat{}b$：a^b

$$*：*：\frac{N}{N_0}\fallingdotseq\exp\left\{-\frac{(K\cdot t)^b}{a}\right\}$$

7-2 定積分

　Excelを使用した積分計算は区分求積法で実施する。図7-2-1に示すように，関数$f(x)$をaからbまで定積分した値は$f(x)$と$x=a$, $x=b$で囲まれた部分の面積に等しい。今，$b-a$をn等分した値をΔxとすると$\Delta x \times f(a+n\Delta x)$は，縦$f(a+n\Delta x)$，横$\Delta x$の長方形の面積となる。各々の$n$に対応する長方形の面積を加算していくと，$n$が増加する（$\Delta x$が減少する）とその値は$a$から$b$まで定積分の値に漸近する。これが，区分求積法の原理である。

　本法を利用して，3-3・26式（→P76）の解と図3-3-12（→P77）における分布幅の最も広い粒度分布（①）の溶解パターンのグラフを作成する。なお，各々の定数は下記の通りである。

$r_{0(S)} = 0\,\mu m$　　　$r_{0(L)} = 1000\,\mu m$　　　$K = 5\,\mu m/min$
$a = 2.09 \times 10^5$　　$b = 2$

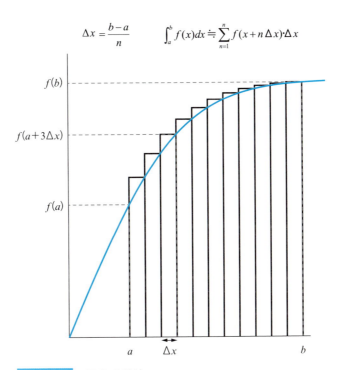

図7-2-1　区分求積法

まず，次式を定義する．

$$f(r_0) = r^{b+2} \cdot \exp\left(-\frac{r_0^b}{a}\right) \qquad (7-2\cdot 0)$$

① A2からA202にかけて5μm間隔で粒子径をinputする．B2に7-2・0式をExcel式に変換した7-2・1式を代入する．

$$= A2\verb|^|(2+2)*EXP(-(A2\verb|^|2/2.95E+5)) \qquad (7-2\cdot 1)$$

B2の左下をB202までdrawして各粒子径のt＝0における$f(r_0)$の値をB列に求める．
C2に＝B2*5を代入しC202までdrawして各粒子径のt＝0における$f(r_0) \times \Delta x$の値をC列に求める．
C203に＝SUM(C2:C202)をinputし，Enterキーを押すとC列の和が得られ，この値が3-3・26式の分母，7-2・2式の解となる．

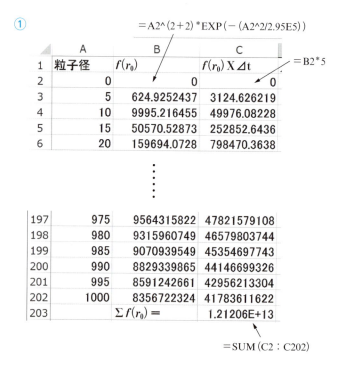

$$\sum f(r_0) = \int_{r_{0(S)}}^{r_{0(L)}} r^{b+2} \cdot \exp\left(-\frac{r_0^b}{a}\right) dr_0 \qquad (7-2\cdot 2)$$

なお，C203に＝SUM(を代入し，C202までdrawし，Enterキーを押しても同様な解が得られる．

② 次にD列に5分後の各粒子径の粒子の溶けていない量($f(r_5)$)を以下の方法で求める．今，粒子径減少速度定数Kが5μm/minであるため，初期粒子径が25μm以下の粒子はすべて溶けてなくなっている．そこで，C2からC7に0をinputする．初期粒子径25μm以上の粒子については，3-2・6式(→P59)より，粒子径が溶解により，それぞれ25μmずつ減少している．そこで，D8に7-2・3式を代入し，D8の右下をD202までdrawすることにより，初期粒子径25μm以上の粒子の$f(r_5)$をすべて求めることができる．

$$= (A8-25)\wedge 3 * A8\wedge(2-1) * EXP(-(A8\wedge 2 / 2.09E+5)) \qquad (7-2\cdot 3)$$

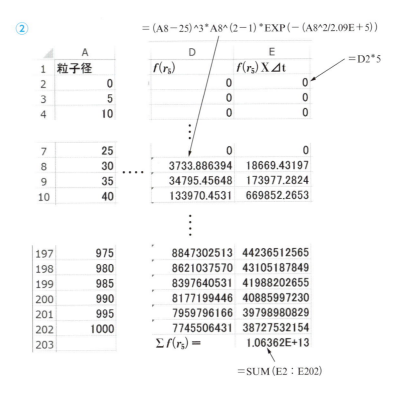

E2に＝D2*5を代入しE202までdrawして各粒子径のt＝5における$f(r_5) \times \Delta t$の値をE列に求める。

E203に＝SUM(E2:E202)をinputし，Enterキーを押すとE列の和が得られ，この値が3－3・26式の分子，7－2・4式の$t = 5 \text{min}$における解($\Sigma f(r_t)$)となる。

$$\Sigma f(r_t) = \int_{R_1}^{R_2} (r_0 - K \cdot t)^3 r_0^{b+2} \cdot \exp\left(-\frac{r_0^b}{a}\right) dr \qquad (7-2 \cdot 4)$$

③ F13に7－2・5式を代入し，同様な手法により7－2・4式の$t = 10 \text{min}$における解($\Sigma f(r_{10})$)をG203に求める。

$$= (A13-50)\wedge 3 * A13\wedge(2-1) * \text{EXP}(-(A13\wedge 2 / 2.09E+5)) \qquad (7-2 \cdot 5)$$

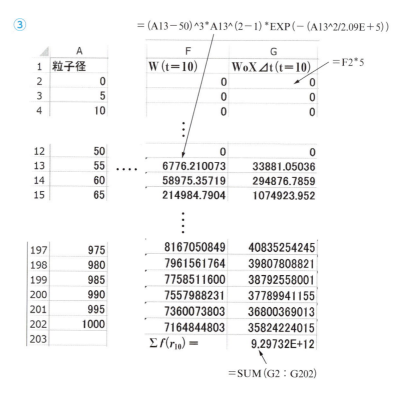

以降，5分間間隔で，7－1・13式の解($\Sigma f(r_{15})$，$\Sigma f(r_{20})\cdots \Sigma f(r_{60})$)を求めていく。各時間において代入する式とカラムの位置を**表7-1-2**に示す。

7-2 定積分

表7-1-2 Excel式とカラム位置

時間(min)	$f(r_t)$の式	$f(r_t)$の代入位置	$\Sigma f(r_t)$の位置
15	=(A18−75)^3*A18^(2−1)*EXP(−(A18^2/2.09E+5))	H18	I203
20	=(A23−100)^3*A23^(2−1)*EXP(−(A23^2/2.09E+5))	J23	K203
25	=(A28−125)^3*A28^(2−1)*EXP(−(A28^2/2.09E+5))	L28	M203
30	=(A33−150)^3*A33^(2−1)*EXP(−(A33^2/2.09E+5))	N33	O203
35	=(A38−175)^3*A38^(2−1)*EXP(−(A38^2/2.09E+5))	P38	Q203
40	=(A43−200)^3*A43^(2−1)*EXP(−(A43^2/2.09E+5))	R43	S203
45	=(A48−225)^3*A48^(2−1)*EXP(−(A48^2/2.09E+5))	T48	U203
50	=(A53−250)^3*A53^(2−1)*EXP(−(A53^2/2.09E+5))	V53	W203
55	=(A58−275)^3*A58^(2−1)*EXP(−(A58^2/2.09E+5))	X58	Y203
60	=(A63−300)^3*A63^(2−1)*EXP(−(A63^2/2.09E+5))	Z63	AA203

④ 7−2・2式，7−2・4式を3−2・6式に代入すると

$$Y = 1 - \frac{\sum f(r_t)}{\sum f(r_0)} \qquad (7-2\cdot 6)$$

Excelシートの空いている部分に時間と対応するY（溶解率）の値を代入し，それをグラフ化すれば，図3-3-12（→P77）における分布幅の最も広い粒度分布（①）の溶解パターンを作成できる。

④

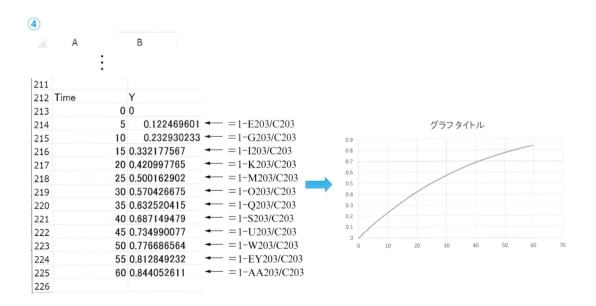

7-3 直線回帰

表3-3-1（→P68）の $\ln \cdot \ln[1/\{1-P(r_0)\}]$ の値を $\ln r_0$ に対し直線回帰させるには，次のソルバーの手法を用いる．

① ソルバーを使用する準備として，ファイルタブのオプションをクリックするとExcelのオプションの表が現れる．この表のアドインをクリックし，表下の管理(A)でExcelアドインを選択し，設定(G)をクリックする．ソルバーアドインにチェックを入れ，OKをクリックする．

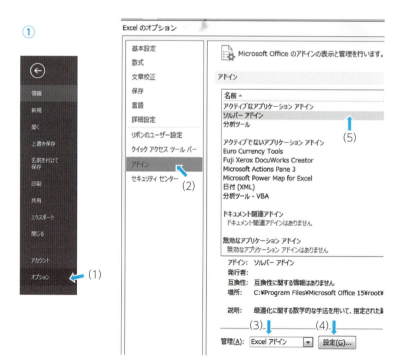
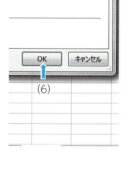

② A列（A2〜A10）に粒子径r_0，B列（B2〜B10）に粒子径r_0以下の粒子の存在比率$P(r_0)$の実測値をinputする。C2に＝LN(A2)を代入し，Enterキーを押した後，C2の右下をC10までdrawすることにより，C列に$\ln r_0$の値を導入する。次に，D2に＝LN(LN(1/(1-B2)))を代入し，同様な操作により，D列に$\ln \cdot \ln[1/\{1-P(r_0)\}]$の値を挿入する。

	A	B	C	D
1	r_0(μm)	$P(r_0)$	$\ln r_0$	$\ln \cdot \ln[1/\{1-P(r_0)\}]$
2	4	0.010	1.39	-4.600149227
3	6	0.040	1.79	-3.198534261
4	10	0.102	2.30	-2.229472088
5	20	0.398	3.00	-0.678262837
6	30	0.602	3.40	-0.08196601
7	40	0.805	3.69	0.491493387
8	50	0.900	3.91	0.834032445
9	70	0.952	4.25	1.110723408
10	100	0.992	4.61	1.574497284

③C2〜C10，D2〜D10を選択し，挿入，グラフ，散布図（線なし）をクリックすると，グラフが作成される。

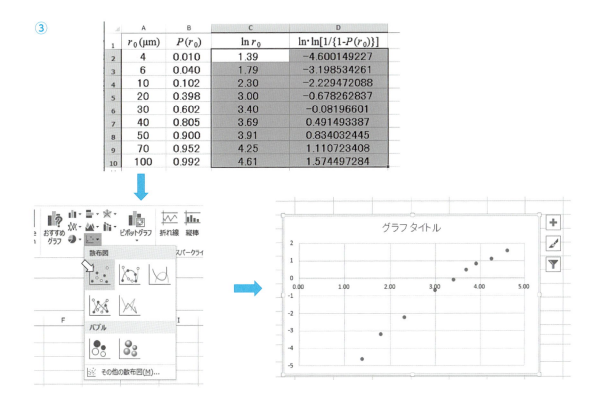

④　グラフの右上の＋マークをクリックし，さらに近似曲線をクリックすると回帰曲線がグラフに挿入される。

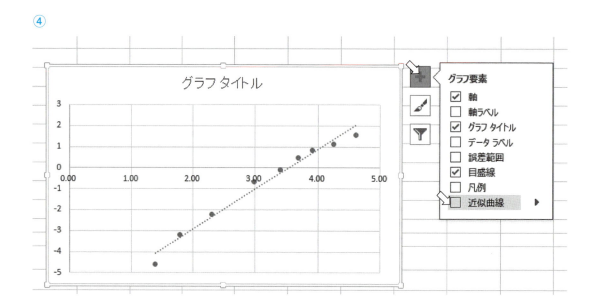

⑤　近似曲線の右の三角マークをクリックし，さらに，その他のオプション…をクリックすると近似曲線の書式設定画面が現れる。

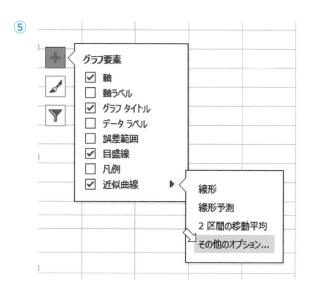

7-3 直線回帰

⑥ その中のグラフに数式を表示する(E)，グラフにR-2乗値を表示する(R)をクリックすると，グラフ上に回帰式とR^2値が挿入される。

⑥

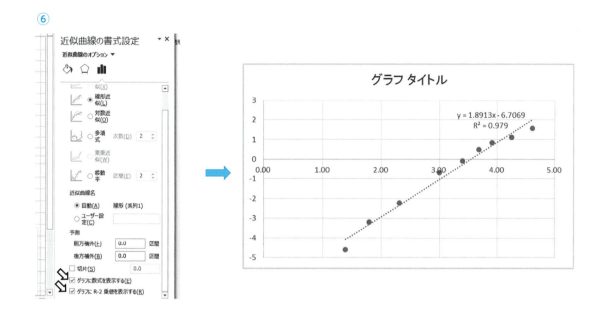

7-4

正規分布関数

3−3·9式（→P66）で示した対数正規分布関数は3−3·14式（→P71）で変換することにより7−4·1式で示す$\sigma = 1$, $\mu = 0$の正規分布関数となる。

$$\phi(Z) = \frac{1}{\sqrt{2\pi}} \exp\left(-\frac{Z^2}{2}\right) \qquad (7-4\cdot1)$$

この関数についてＺより$\phi(Z)$を求めるのにExcelでは7−4·2式で示される関数が準備されている。

$$\phi(Z) = \text{NORM.S.DIST(Z, FALSE)} \qquad (7-4\cdot2)$$

本式を用いて，図3-3-3（→P67）の②（$\mu = 20\,\mu\text{m}$, $\sigma = 0.4$）の対数正規分布パターンをグラフ化する。

① A列に粒子径r_0をinputする。B2に7−4·3式を代入し，右下をクリックしながらB61までdrawするとB列に各粒子径におけるＺ値が挿入される。

$$= (\text{LN(A2)} - \text{LN(20)})/0.4 \qquad (7-4\cdot3)$$

次に，C2に7−4·4式を代入し，右下をクリックしながらC61までdrawするとC列に各粒子径におけるφ(Z)値が挿入される。

= NORM.S.DIST(B2, FALSE)　　　　(7−4·4)

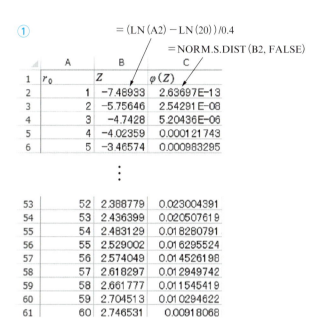

② A2～A61をdrawし，Ctrlキーを押しながらC2～C61をdrawすると，A欄とC欄が選択され，そのグラフを作成する。

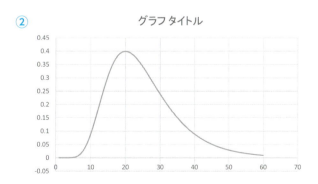

172　第7章　Excelによるグラフ作成・数値解析

　測定可能な粒子径 r_0 以下の粒子の存在比率（$P(r_0)$）より3−3·15式の逆関数の解としてZを求めるためには，7−4·5式で示される関数が準備されている。

$$Z = \mathrm{NORM.S.INV}(P(r_0)) \qquad (7-4\cdot5)$$

表3-3-2 （→P72）の各粒子径（r_0）における $P(r_0)$ より，Zを求める方法を示す。

---

①　A列に表3-3-2の r_0 をB列に $P(r_0)$ を，C列に $\ln r_0$ をinputする。D2に7−4·6式を代入し，右下を左クリックしながらD10までdrawするとD列に各粒子径におけるZ値が挿入される。

$$= \mathrm{NORM.S.INV}(B2) \qquad (7-4\cdot6)$$

①

= NORM.S.INV（B2）

	A	B	C	D
	$r_0(\mu\,\mathrm{m})$	$P(r_0)$	$\ln r_0$	Z
2	4	0.010	1.3862944	−2.326348
3	6	0.040	1.7917595	−1.750686
4	10	0.102	2.3025851	−1.270238
5	20	0.398	2.9957323	−0.258527
6	30	0.602	3.4011974	0.2585273
7	40	0.805	3.6888795	0.8596174
8	50	0.900	3.912023	1.2815516
9	70	0.952	4.2484952	1.6645629
10	100	0.992	4.6051702	2.4089155

② この粒度分布のμとσを求めるためには,C列,D列につき,7-3の③~⑥の手法により,ソルバーによる直線回帰を実施する。得られた直線の傾きが$1/\sigma$,y-切片が$-\ln\mu/\sigma$となる。

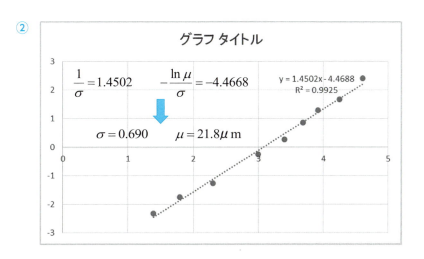

σとμが定まれば,3-3・14式(→P71)より各粒子径(r_0)におけるZが決まり,3-3・15式(→P71)に示す粒子の存在比率($P(r_0)$)は7-4・7式で求められる。

$$P(r_0) = \text{NORM.S.DIST}(Z, TRUE) \qquad (7-4\cdot7)$$

本式を用いて,図3-3-10(→P73)における$P(r_0)$の回帰曲線($\sigma=0.690$,$\mu=21.8\mu$)を作成する。

③ A列に粒子径r_0をinputする。B2に7-4・8式を代入し,右下をクリックしながらB51までdrawするとB列に各粒子径におけるZ値が挿入される。

$$= (\text{LN(A2)} - \text{LN(21.8)}) / 0.690 \qquad (7-4\cdot8)$$

次に，C2に7-4・9式を代入し，右下をクリックしながらC51までdrawするとC列に各B列における $P(r_0)$ 値が挿入される。

$$= \text{NORM.S.DIST}(B2, \text{TRUE}) \qquad (7-4 \cdot 9)$$

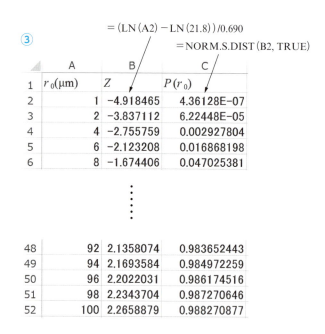

④ A列とC列を選択し，マークなし線付の散布図を作成する。

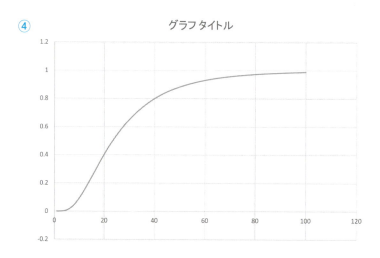

7-5

非線形最小二乗法

表5-3-1（→P121）で示した溶出試験データより，崩壊が膨潤型で進行する場合の有効表面積増加速度(K_h)と溶解による有効表面積減少速度(K_d)をソルバーを使用し，非線形最小二乗法により求めた。

① A列，B列に表5-3-1の時間(min)とC(mg/mL)を，C列に5−2·5式（→P119）より求めた$F(t)$の実測値を代入する。D14，D15にK_h，K_dの初期値を，D16にCsの値を，D17に$\ln(Cs/(Cs-W_0/V))$の値を代入する。

①

=LN($D$16/($D$16-B2))/$D$17

	A	B	C	D
1	時間(min)	C(mg/L)	$F(t)$	
2	0	0.0000	0	
3	1	0.0053	0.021214335	
4	2	0.0129	0.051828108	
5	3	0.0298	0.120735667	
6	5	0.0629	0.259154183	
7	10	0.1200	0.509526416	
8	15	0.1529	0.661062424	
9	20	0.1973	0.874891191	
10	30	0.2155	0.965876176	
11	40	0.2200	0.988687882	
12				
13				
14			$K_h=$	0.2
15			$K_d=$	0.1
16			$Cs=$	1.025
17			$\ln(Cs/(Cs-Wo/V))=$	0.24437

② 5−4·29式（→P130）をエクセル式に変換した7−5·1式をD2に代入し，右下をクリックしながらD11までdrawするとD列に各時間における$F(t)$の計算値$(F(t)_c)$が挿入される。

$$=(\$D\$14*(1-EXP(-\$D\$15*A2))-\$D\$15*(1-EXP(-\$D\$14*A2))) \quad (7-5\cdot1)$$
$$/(\$D\$14-\$D\$15)$$

176　第7章　Excelによるグラフ作成・数値解析

　次に，E2に7−5·2式を代入し，右下をクリックしながらE11までdrawするとE列に各時間における$(F(t)_C - F(t))2$の値が挿入される。

$$= (D2 - C2)\text{^}2 \qquad (7 - 5\cdot2)$$

　E12に7−5·3式を代入し，E列の合計を求める。

$$= \mathrm{SUM}(E2 : E11) \qquad (7 - 5\cdot3)$$

　5−2·5式(→P119)をCについて解くと

$$C = Cs\left\{1 - \exp\left(-\ln\frac{Cs}{Cs - W_0/V}\cdot F(t)\right)\right\} \qquad (7 - 5\cdot4)$$

②

	D	E	F
		7−5·1式	=(D2−C2)^2	7−5·5式
1	$F(t)_c$	$(F(t)-F(r)_c)^2$	C_{cal}
2	0	0	0
3	0.0090559	0.000147827	0.002266
4	0.0328585	0.000359845	0.008197
5	0.0671752	0.002868724	0.016689
6	0.1548181	0.010886014	0.038054
7	0.3995764	0.012089006	0.095354
8	0.6035267	0.003310354	0.140552
9	0.7476451	0.016191575	0.171158
10	0.9029046	0.003965417	0.202947
11	0.9637042	0.000624185	0.21507
12	合計	0.050442946	
13			
14	0.2		
15	0.1		
16	1.025		
17	0.24437		

=SUM(E2:E11)

7-5・4式をExcel式に変換した7-5・5式をF2に代入し，右下を左クリックしながらF11までdrawすると，F列にK_h，K_dが初期値における各時間の溶出量の計算値（C_{cal}）が挿入される。

$$= \$D\$16 * (1 - \text{EXP}(-\$D\$17 * D2)) \qquad (7-5\cdot5)$$

③　データ画面のソルバーをクリックすると，「ソルバーのパラメーター」の表が現れる。目標セルの設定:(T)に\$E\$12を代入，最小値をクリック，変数セルの変更:(B)に\$D\$14:\$D\$15を代入，制約のない変数を非負数にする(K)をクリック，解決方法の選択(E)でGRG非線形を選択した後，解決(S)をクリックすると

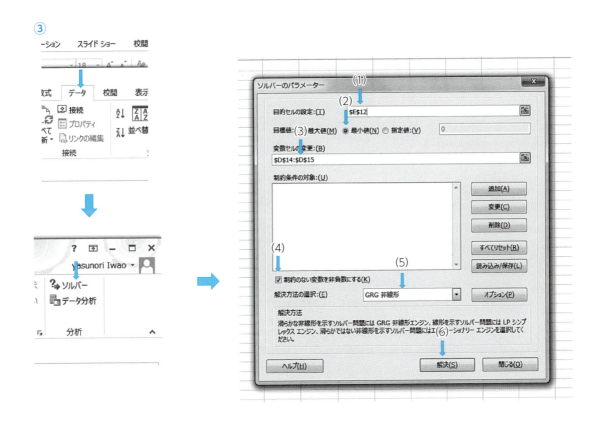

④ 「ソルバーの結果」画面が現れ，OKをクリックすると

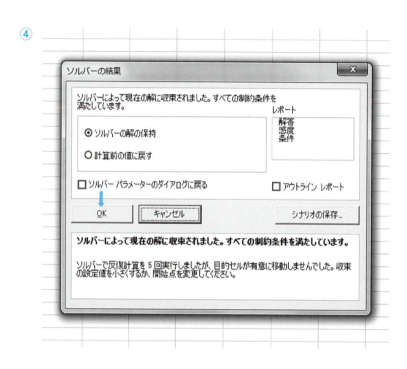

⑤ E列の合計の最小値が，E12にK_h，K_dの最適値がD14，D15に挿入される。また，F列にはA列の各時間に対応する溶出量のフィッティング値が挿入される。

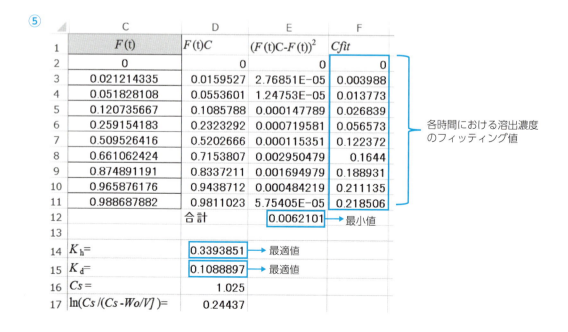

⑥　実測値と回帰曲線のフィッティング性を確認するためには，Excelシートの空いたカラム部分（A21〜A61）に0から40分までの時間をinputする。B列に，該当する時間に対応する溶出量の実測値を挿入する。次にC21に7−5·6式を，D21に7-5-7式を代入し，ともに，右下をクリックしながら61列までdrawすると，対応する時間の$F(t)$ならびにCのフィッティング値が得られる。

$$= (\$D\$14 * (1 - EXP(-\$D\$15 * A21)) - \$D\$15 * (1 - EXP(-\$D\$14 * A2))) \\ /(\$D\$14 - \$D\$15) \qquad (7-5·6)$$

$$= \$D\$16 * \left(1 - EXP\left(-\$D\$17 * C21\right)\right) * 1000^{*} \qquad (7-5·7)$$

$*\ Cs = 1.025 g/L = 1.025 mg/L \times 1000$

⑥

	A	B	C	D
20	時間(分)	実測値	F(t)fit	Cfit
21	0	0.0	0	0
22	1	5.3	0.015952675	3.988035545
23	2	12.9	0.055360143	13.7731928
24	3	29.8	0.108578797	26.83909482
25	4		0.169038904	41.47814959
26	5	62.9	0.232329175	56.57251069
27	6		0.295547959	71.41855649
58	37		0.973802185	217.0664205
59	38		0.976504725	217.5998196
60	39		0.978928531	218.0779055
61	40	216	0.981102333	218.5064384
62				

⑦　A列，B列の21〜61行目を選択し，さらにCtrlキーを押しながらD列の21〜61行目を選択する。

	時間(分)	実測値	F(t)fit	Cfit
21	0	0.0	0	0
22	1	5.3	0.015952675	3.988035545
23	2	12.9	0.055360143	13.7731928
24	3	29.8	0.108578797	26.83909482
25	4		0.169038904	41.47814959
26	5	62.9	0.232329175	56.57251069
27	6		0.295547959	71.41855649
58	37		0.973802185	217.0664205
59	38		0.976504725	217.5998196
60	39		0.978928531	218.0779055
61	40	216	0.981102333	218.5064384

⑧　挿入－グラフ－散布図（マーク付き）をクリックすると，基本的なグラフが得られる。

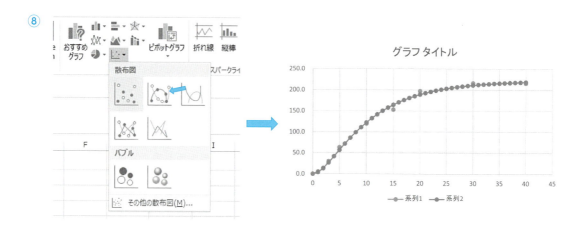

⑨　系列2のマークの1つを右クリックし，「データの書式設定(F)」をクリックするとデータの書式設定画面が現れる．塗りつぶしマークをクリックした後，マーカーをクリックする．

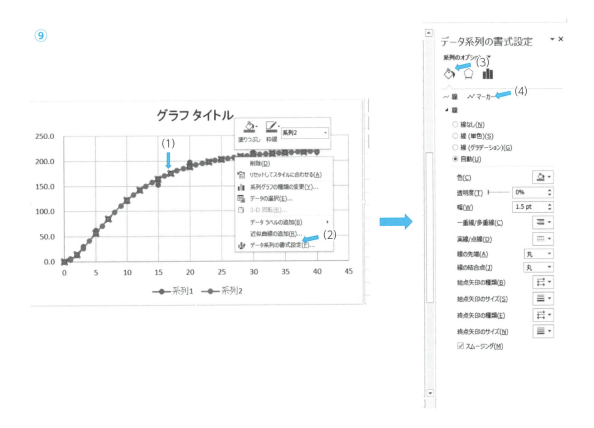

⑩　マーカーのオプションをクリックした後，なし(0)を設定する．空いているカラムをクリックすると系列2のマークが消え曲線となる．

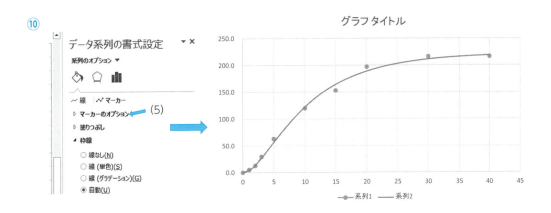

参考文献

1) 米国薬学会，L.J.LEESON, J.T.CARSTENSEN編，固体医薬品の溶出，地人書館（1977）

2) Raymond Chang, 化学・生命科学系のための物理化学，東京化学同人（2003）

3) 日本薬学会編，製剤化のサイエンス，東京化学同人（2012）

4) 砂田久一他編，マーチン物理薬剤学，廣川書店（1999）

5) Noguchi, S., Atsumi, H., Iwao, Y., Kan, T., Itai, S., "Nobiletin: a citrus flavonoid displaying potent physiological activity" Acta Cryst. C72. 743-747（2016）

6) Noyes, A. A., Whitney, W. R., "The rate of solution of solid substances in their own solutions", J. Am. Chem. Soc. 19, 930-934.（1897）

7) W. Nernst W, "Theorie der reaktionsgeschwinddigkeit in heterogenen systemen", Z. Phys Chem, 47, 52-55（1904）

8) Michael E. Aulton,' Pharmacetics" Churchill Livingstone（Elsevier）（2007）

9) Hirai D., Iwao Y., Kimura S., Noguchi S., Itai S., "Mathematical model to analyze the dissolution behavior of metastable crystals or amorphous drug accompanied with a solid-liquid interface reaction" International Journal of Pharmaceutics, 522, 58-65（2017）

10) Hixson, A. W., Crowell, J. H., Ind. Eng. Chem., 23, 923（1931）

11) Agata, Y., Iwao, Y., Miyagishima, A., Itai, S., "Novel mathematical model for predicting the dissolution profile of spherical particles under non-sink conditions," Chemical & Pharmaceutical Bulletin, 58（2010）: 511-515.

11) Kouchiwa, S., Nemoto, S., Itai, S., Murayama, H., Nagai, T., "Dissolution Profiles of Nalidixic Acid Powders Having Weibull Particle Size Distribution", Chem Pharm. Bull., 33, 2452-2460（1985）

12) Iwao, Y., Tanaka, S., Uchimoto, T., Noguchi, S., Itai., S., "An easy-to-use approach for determining the disintegration ability of disintegrants by analysis of available surface area" International Journal of Pharmaceutics, 448（2013）1-8.

13) 日本公定書協会編，医療用医薬品 品質情報集，No.13，薬事日報社，2002，p.141.（CAMの溶解度）

14) Siepmann, J., Siepmann,F., "Modeling of diffusion controlled drug delivery", J. Control. Release 161（2012）351-362

15) J. Crank, "The Mathematics of Diffusion", Clarendon Press, Oxford, 1975.

16) J.M. Vergnaud, "Controlled Drug Release of Oral Dosage Forms", Ellis Horwood, New York, 1993.

17) J. Siepmann, N. A. Peppas, "Higuchi equation: Derivation, applications, use and misuse", International Journal of Pharmaceutics 418（2011）6-12

18) Takeru Higuchi," Rate of release of medicaments from ointment bases containing drugs in suspension", Journal of Pharmaceutical Sciences 50, 874-875, 1961.

19) Fujiki, S., Iwao, Y., Kobayashi, M., Miyagishima, A., Itai, S., "Stabilization mechanism of clarithromycin tablet under gastric pH conditions," Chemical & Pharmaceutical Bulletin, 59（2011）: 553-558.

20) Kouchiwa, S., Nemoto, M., Itai, S., Murayama, H., Nagai, T., "Prediction of available surface area

of powdered particles of fulfenamic acid in tablets." Chemical & Pharmaceutical Bulletin, 33(4), 1641 (1985)

21) Itai, S., Kouchiwa, S., Nemoto, M., Murayama, H., Nagai, T. "Kinetic approach to determine the generation rate of available surface area during the dissolution Process." Chemical & Pharmaceutical Bulletin, 34(4), 1280 (1986)

日本語索引

ア
安定形結晶 ……………………………… 52

イ
イオン数 ………………………………… 7
イオン積 ………………………………… 9

エ
塩溶効果 ………………………………… 17

カ
回転ディスク法 ………………………… 50
拡散係数 ……………… 90, 92, 97, 111, 112
拡散層 …………………………… 49, 53
拡散方程式 ……………………………… 39
拡散律速 ………………………………… 48
確率密度関数 ……………………… 63, 64, 67
活量係数 ………………………………… 7

キ
機構論的解析 …………………………… 97
共通イオン ……………………………… 10
極座標変換 ……………………………… 39

コ
固有溶解速度定数 …………………… 50, 51

サ
酸塩基触媒 ……………………………… 103

シ
指数関数 …………………………… 139, 147
準安定形結晶 ……………………… 53, 55

セ
正弦関数 ………………………………… 148
静止ディスク法 ………………………… 50

タ
対数正規分布関数 …………… 64, 66, 67, 71
多価イオン ……………………………… 10
多分散多粒子系 …………………… 63, 73, 75

チ
直線回帰 ……………………… 68, 69, 70, 73

ノ
濃度勾配 ………………………………… 48

ハ
バルク溶液濃度 …………………… 53, 54

ヒ
非晶質 …………………………………… 53
非線形最小二乗法 ……………… 70, 105, 131
非理想溶液 …………………………… 7, 8

フ
ファンデルワールス力 ………………… 8
分解速度定数 …………………………… 103
分配係数 ………………………… 102, 110

ホ
放出制御 ………………………………… 91
飽和層 …………………………………… 49
飽和濃度 ………………………………… 95

ミ

ミセル ································· 18, 19

モ

モード径 ······························· 87
モル分率 ···························· 4, 6

ユ

誘電率 ······························· 16

ヨ

溶解度積 ···························· 9, 16

溶解度パラメーター ··················· 8
溶出速度定数 ···················· 54, 105
余弦関数 ····························· 149

ラ

ラッグタイム ························· 96

リ

理想溶液 ························ 6, 7, 27
粒子径減少速度定数 ················· 77
流束 ·························· 37, 39, 49

英文索引

Boltzmann定数 ······················· 35

Deby-Huckelの極限法則 ·········· 16, 30

Fickの第一法則 ············· 34, 35, 100

Fickの第二法則 ················· 35, 37

*Helicobacter pylori*除菌 ············· 105

Higuchiの式 ···················· 99, 101

Hixson-Crowellの立方根則 ··········· 60

intrinsic dissolution rate constant ······· 50

Laplace変換 ···················· 54, 144

mechanistic analysis ···················· 97

monolithic製剤 ······················ 97

Nernst- Noes-Whitneyの式 ········· 49, 116, 143

non-sink条件 ···················· 52, 60

Ostwald-Freundlichの式 ············· 14

sink条件 ·········· 52, 58, 59, 74, 92, 99

Stokes-Einsteinの式 ················· 35

Taylor展開 ·············· 36, 41, 146, 147

Van't Hoffの式 ······················· 6

Weibull分布関数 ········ 64, 65, 67, 68, 69, 76, 77

著者略歴

1952年　静岡に生まれる
1975年　東京大学薬学部卒業
1995年　大正製薬株式会社　開発研究所　製剤研究室室長
2004年　大正製薬株式会社　品質試験センター　センター長
2007年　静岡県立大学薬学部・教授　現在に至る

固体医薬品の溶出
溶出機構のより深い理解を目指して

定価　本体12,000円（税別）

平成29年11月25日　発　行

著　者　　板井　茂（いたい しげる）

発行人　　武田　正一郎

発行所　　株式会社　じほう

　　　　　101-8421　東京都千代田区神田猿楽町1-5-15（猿楽町SSビル）
　　　　　電話　編集　03-3233-6361　販売　03-3233-6333
　　　　　振替　00190-0-900481
　　　　　＜大阪支局＞
　　　　　541-0044　大阪市中央区伏見町2-1-1（三井住友銀行高麗橋ビル）
　　　　　電話　06-6231-7061

©2017　　　　　　　組版　スタジオ・コア　　印刷　（株）暁印刷
Printed in Japan

本書の複写にかかる複製，上映，譲渡，公衆送信（送信可能化を含む）の各権利は株式会社じほうが管理の委託を受けています。

JCOPY ＜(社)出版者著作権管理機構　委託出版物＞
本書の無断複製は著作権法上での例外を除き禁じられています。
複製される場合は，そのつど事前に，(社)出版者著作権管理機構（電話 03-3513-6969，FAX 03-3513-6979，e-mail：info@jcopy.or.jp）の許諾を得てください。

万一落丁，乱丁の場合は，お取替えいたします。
ISBN 978-4-8407-5027-1